Schattauer

Daina Langner | Sina Hain

Psychoanalyse griffbereit

Mit Zeichnungen von Liane Goller

Schattauer

langner.und.hain@gmail.com

Besonderer Hinweis
Die Medizin unterliegt einem fortwährenden Entwicklungsprozess, sodass alle Angaben, insbesondere zu diagnostischen und therapeutischen Verfahren, immer nur dem Wissensstand zum Zeitpunkt der Drucklegung des Buches entsprechen können. Hinsichtlich der angegebenen Empfehlungen zur Therapie und der Auswahl sowie Dosierung von Medikamenten wurde die größtmögliche Sorgfalt beachtet. Gleichwohl werden die Benutzer aufgefordert, die Beipackzettel und Fachinformationen der Hersteller zur Kontrolle heranzuziehen und im Zweifelsfall einen Spezialisten zu konsultieren. Fragliche Unstimmigkeiten sollten bitte im allgemeinen Interesse dem Verlag mitgeteilt werden. Der Benutzer selbst bleibt verantwortlich für jede diagnostische oder therapeutische Applikation, Medikation und Dosierung.
In diesem Buch sind eingetragene Warenzeichen (geschützte Warennamen) nicht besonders kenntlich gemacht. Es kann also aus dem Fehlen eines entsprechenden Hinweises nicht geschlossen werden, dass es sich um einen freien Warennamen handelt.

Schattauer
www.schattauer.de

Gestaltungskonzept: Farnschläder & Mahlstedt, Hamburg
Cover: Jutta Herden, Stuttgart
unter Verwendung einer Abbildung von © iStock/OJO Images
Gesetzt von Eberl & Koesel Studio, Kempten
Zeichnungen: Liane Goller
Gedruckt und gebunden von Friedrich Pustet GmbH & Co. KG, Regensburg
Lektorat: Marion Drachsel
Projektmanagement: Dr. Nadja Urbani
ISBN 978-3-608-40146-2
E-Book ISBN 978-3-608-11957-2
PDF-E-Book ISBN 978-3-608-20593-0

1. Nachdruck, 2023

Bibliografische Information der Deutschen Nationalbibliothek
Die Deutsche Nationalbibliothek verzeichnet diese Publikation in der Deutschen Nationalbibliografie; detaillierte bibliografische Daten sind im Internet über http://dnb.d-nb.de abrufbar.

Worte zum Anfang

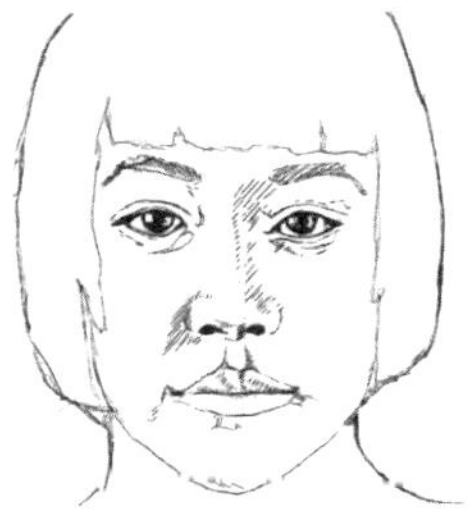

»Was geschieht eigentlich in einer Psychoanalyse?«, fragten uns Verhaltenstherapeut:innen, Student:innen und Patient:innen und wir konnten keine Literatur benennen, wo auf wenigen Seiten für dieses Publikum in moderner Sprache eine Antwort gegeben wird. Psychoanalytische Theorien und deren Umsetzung in den psychodynamischen Therapien bleiben im Curriculum des Psychologiestudiums an den meisten Universitäten noch unbeachtet. Sie sind für Psychotherapeut:innen, die verhaltenstherapeutisch ausgebildet wurden, ebenso unzugänglich. Daraus ergibt sich, dass sowohl bei praktizierenden Psychotherapeut:innen als auch bei Student:innen, die sich noch für einen Ausbildungsweg entscheiden möchten, die Frage aufkommt, was in einer analytischen Psychotherapie eigentlich genau geschieht und welchen Mehrwert die psychoanalytischen Konzepte für die Psychotherapie bereithalten. Das ist auch eine Frage, die Patient:innen ihren Therapeut:innen stellen.

Je mehr wir uns mit den psychoanalytischen Theorien auseinandersetzten, beide aus verhaltenstherapeutisch geprägten Universitäten kommend, desto deutlicher wurde uns, wie viel die Verhaltenstherapie aus psychodynamischen Konzeptionen aufgegriffen hat. Umso erstaunter waren wir, wie wenig Anleitung wir zur konkreten Beziehungsgestaltung in der verhaltenstherapeutischen Ausbildung bekommen hatten. Neben einer generellen ressourcenorientierten Haltung hatten wir keine Anleitung, was das Verstehen der zwischenmenschlichen Dynamiken in der konkreten therapeutischen Situation angeht. Fragen tauchen auf: Was war wirklich los, wenn Patient:innen ihre Hausaufgaben nicht machten? Warum verschlechtert sich eine gute therapeutische Beziehung zunehmend? Worum geht es wirklich, wenn wir uns mit unseren Patient:innen in der Therapie verstricken, stecken bleiben, über bestimmte Punkte nicht hinwegkommen oder bei Verschlechterung keine Auslöser finden?

Die Didaktik und die Konzeption der Verhaltenstherapie sehen eine stützende und anleitende Rolle der Therapeut:innen vor. Das hilft den Patient:innen, durch Struktur und lösungsorientiertes Arbeiten wieder handlungsfähig zu werden. Ein Aspekt, dem in dieser Rolle kaum Aufmerksamkeit geschenkt wird, sind die vielen zwischenmenschlichen Prozesse in der Therapiesituation. Diese Prozesse könnten wertvolle Erkenntnisse über mögliche zwischenmenschliche Schwierigkeiten in der Vergangenheit der Patient:innen liefern. Werden diese nicht angesprochen, geht deren Heilungspotenzial verloren. Gerade weil so viele psychische Erkrankungen durch und in zwischenmenschlichen Beziehungen entstehen, ist es wichtig, eine Methodik zu kennen, um diese Prozesse in der Therapie bewusst zu machen. Gibt es keine Möglichkeit, Spuren der aktuellen und vergangenen Beziehungsschwierigkeiten direkt in der laufenden Therapiesituation aufzugreifen, geht auch eine ganz persönliche Chance für die Therapeut:innen verloren, selbst viel lebendiger zu arbeiten, d.h., eine innere Bereicherung durch Kreativität und Resonanz zu erleben, die auch die Patient:innen zu spüren bekommen. Diese Arbeitsweise könnte ebenfalls die

Erschöpfung verhindern, die eine rein stützende, sehr pädagogische Arbeit mit sich bringen kann.

Was ist die Kernaussage dieses Buches?

In diesem Buch geht es darum, einen Überblick über die vier wichtigsten psychoanalytischen theoretischen Richtungen nach Pine (1990) auf Basis von Jungclaussen (2018) zu geben. Zusätzlich soll als fünfte Säule das Konzept des Mentalisierens beschrieben werden. Wichtig ist uns, die Begriffe modern und verständlich zu erklären und auch zu illustrieren.

Wir möchten beispielhaft darstellen, dass der Gewinn der psychoanalytischen Technik in einer Verlebendigung des psychotherapeutischen Prozesses besteht: Durch die systematische Erkundung des Unbewussten können verborgene zwischenmenschliche Prozesse eine Sprache bekommen. So kann ein zusätzlicher therapeutischer Zugang geschaffen werden, indem eine Methodik angewendet wird, welche die Arbeit mit den inneren Prozessen im Verlauf einer therapeutischen Sitzung ermöglicht. Dabei wird das innere Geschehen therapeutisch nutzbar gemacht, welches sich während der Sitzung zwischen Patient:in und Behandler:in entfaltet. Das birgt erhebliches Heilungspotenzial. Es bedeutet ein Sichtbarmachen von Dingen, die sonst im Verborgenen wirken. Wenn sie nicht erkannt werden, bleibt das therapeutische Potenzial dieser Prozesse ungenutzt. Dies kann auch dazu führen, dass die zwischenmenschlichen Prozesse negativ eskalieren und es zu frustrierenden Erfahrungen und Beziehungsabbrüchen kommt. Der Gewinn der psychoanalytischen Technik liegt unserer Meinung nach darin, dass sie das Potenzial hat, genau dies zu verhindern und sogar dem Ausbrennen der Therapeut:in bei der Arbeit entgegenzuwirken.

Um diese fühlbaren zwischenmenschlichen Prozesse greifbar zu machen, wurden die analytischen Konzepte auf der Basis umfangreicher klinischer Erfahrungen fortlaufend weiterentwickelt.

Das Buch beginnt mit der Erläuterung dieser Konzepte, die aus einer komplexen Sprache und umfangreichen Literatur stammen. Diese Sprache ist oft schwer zugänglich und durch die Geschichte der Psychoanalyse, welche teilweise auch auf Irrwegen verlief, stigmatisiert: ein Stigma von Machtmissbrauch, Deutungshoheit und stummen oder gar schlafenden Therapeuten hinter einer Couch. Viele der Vorstellungen in der Öffentlichkeit und der psychologischen Fachwelt über die Psychoanalyse sind bei den ersten psychoanalytischen Ideen stehen geblieben, auf die seit den 1920er-Jahren etliche Modifikationen folgten. Dieses Buch soll einen frischen und niederschwelligen Zugang zu psychoanalytischen Theorien und ihrer praktischen Umsetzung schaffen. Wir möchten bei der Betrachtung der Konzepte die Arbeit in der psychotherapeutischen Beziehung in den Fokus rücken.

Dank

Das Vereinfachen und Herunterbrechen dieser umfangreichen Literatur mit dem Ziel, Neulingen auf dem Gebiet einen Zugang zu ermöglichen, ist keine einfache Aufgabe. Großer Dank gilt allen Leser:innen: den erfahrenen oder berufseinsteigenden, den jungen, alten, männlichen, weiblichen, non-binären und queeren Psychoanalytiker:innen, Verhaltenstherapeut:innen und Fachfremden, die unsere Texte vorab gelesen und kommentiert haben. Vieles konnten wir übernehmen, manches haben wir nicht berücksichtigt, um unserem Ziel der Vereinfachung und Verführung treu zu bleiben. Je nach Perspektive und eigener Erfahrung im Bereich der Psychoanalyse mag es an einigen Stellen zu stark vereinfacht, weichgespült, verfremdet oder zu komplex und detailreich erscheinen. Da aber das Ziel die Mittel bestimmt, nehmen wir dies gerne in Kauf und wünschen viel Freude beim Lesen!

Abschließend noch eine Anmerkung in eigener Sache: Wir wünschen uns, dass die Leser:innen sofort sehen, wenn sie dieses Buch aufschlagen, dass wir uns auf alle Geschlechtsidentitäten beziehen. Unsere Form des Genderns entspricht zwar nicht den aktuell gebräuchlichen Regeln, wir empfinden es jedoch als Inklusion markierend und einfacher lesbar, mit dem weiblichen Pronomen und dem Doppelpunkt zu arbeiten. Da sich der Stil nicht gegenderter Sprache gerade erst formt, glauben wir, dass wir auch unkonventionell arbeiten und den Stil prägen können.

Daina Langner und Sina Hain,
Berlin und Freiburg, im Sommer 2022

Inhalt

TEIL I

TEIL II

Teil I

1 Theorien der Psychoanalyse

1.1 Eine Zeit vor Freud

In der Zeit, in welcher Freud und seine Schüler die Psychoanalyse begründeten, ereignete sich Folgendes (Brückner 2010, S. 102 ff.): Wilhelm Griesinger hatte die Gleichstellung von psychiatrisch und somatisch Erkrankten gefordert (1861) und verankerte die Lehre von den psychischen Störungen in der Medizin. Carl Wernicke hatte das sensorischen Sprachzentrum im Gehirn entdeckt und wurde 1906 mit dem Nobelpreis ausgezeichnet. Auf der anderen Seite war seit 1857 die gefährliche ideologische »Degenerationstheorie« in Fachkreisen populär geworden, welche Ursachen für psychische Störungen erbtheoretisch erklärte und deren Häufung vor allem in den unteren sozialen Klassen verortete. Umso bahnbrechender war es, als der junge Freud die Ursache für die hysterischen Phänomene seiner Patientinnen in realen traumatischen Kindheitserlebnissen vermutete. Sein Schüler Sándor Ferenczi beschreibt später in einem aufrüttelnden Vortrag von 1932 die Situation der Zeit. Er spricht davon, dass generell angenommen wurde, dass Kleinkinder kaum Erinnerungsvermögen hätten, alle Erlebnisse und Erfahrungen schnell vergessen seien und keine seelischen Spuren hinterlassen würden. Damit gab es auch nicht die Idee, dass Gewalterfahrungen in der Kindheit schwere seelische Störungen mit Folgen für das gesamte Leben auslösen können. Aber genau von derartigen Kindheitserfahrungen berichteten die Patient:innen, die vornehmlich die Praxen von Freud und seinen Schülern konsultierten (Ferenczi 1932 [2018]).

1.2 Begriffsklärung Psychoanalyse

Im Folgenden beziehen wir uns immer wieder auf die **Theorien der Psychoanalyse**. Diese Theorien sind der Ursprung für die **psychodynamische Psychotherapie** (Wöller 2022), zu welcher die **analytische Psychotherapie (AP)** und die **tiefenpsychologisch fundierte Psychotherapie (TP)** zählen.

Die **Gemeinsamkeiten** beider Varianten sind:

- das genaue Interesse an unbewussten Prozessen
- die Nutzung des Übertragungs-Gegenübertragungs-Geschehens (→ Kap. 4) in der Therapiesituation

Die **Unterschiede** zwischen diesen Varianten beziehen sich vor allem auf Folgendes:

- die ungleiche Nutzung der Technik der freien Assoziation
- die verschiedenartige Nutzung des Settings (→ Kap. 2.2.5):
  - AP liegend/sitzend, höherfrequent, d. h. in der Regel zwei bis drei Wochenstunden, längere Therapiedauer
  - TP sitzend, niederfrequent, d. h. in der Regel eine Wochenstunde, kürzere Therapiedauer

Weitere Varianten der psychodynamischen Psychotherapie beziehen sich auf die Spezifika bestimmter Störungsbilder unter Einbezug von Wissen und Interventionen aus anderen Verfahrensrichtungen.

1.3 Die fünf Säulen der Psychoanalyse

Im ersten Teil des Buches wird ein Überblick über die fünf Säulen der Psychoanalyse gegeben (Abb. 1-1). Die **Wolke** über dem Kopf der abgebildeten Therapeut:in enthält für jede Säule ein Symbol, das im weiteren Verlauf aufgegriffen wird und als Orientierung dient. Außerdem gibt es Felder in der Wolke, die nicht gefüllt sind. Das soll verdeutlichen, dass weitere Konzepte hinzukommen werden und sich die Theorien der Psychoanalyse in einer ständigen Weiterentwicklung befinden. Die Abbildung beschreibt, wie die Therapeut:in bei der Behandlung auf die Perspektiven unterschiedlicher psychoanalytischer Theorien zurückgreift.

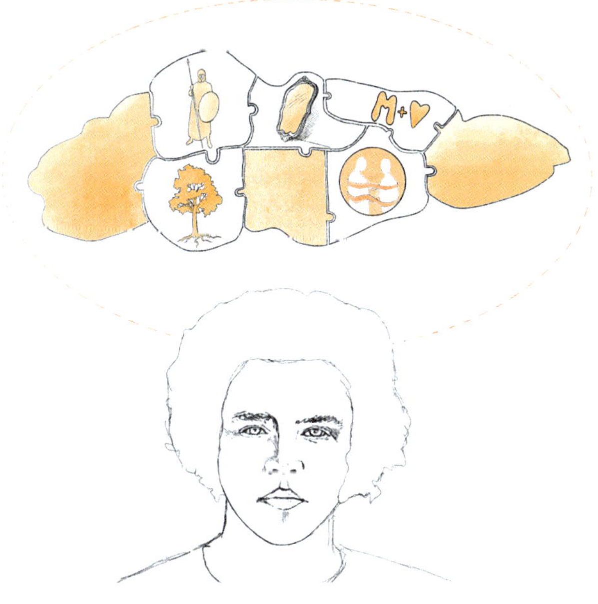

Abb. 1-1: Die fünf Säulen der Psychoanalyse.

Im Folgenden sollen die psychoanalytischen Theorien nach der Strukturierung von Pine (1990) in vier theoretische Säulen plus einer fünften Säule, dem Konzept Mentalisieren, unterschieden werden:

- Säule I: Trieb-Psychologie
- Säule II: Ich-Psychologie
- Säule III: Objektbeziehungspsychologie
- Säule IV: Selbstpsychologie
- Säule V: Konzept Mentalisieren

Empfohlene Literatur

Brückner B (2010). Geschichte der Psychiatrie. Köln: Psychiatrie-Verlag.

Ferenczi S (Hrsg) (1932 [2018]). Sprachverwirrung zwischen den Erwachsenen und dem Kind. In: Bausteine zur Psychoanalyse, Band 3. Treuchtlingen: Literaricon; 511–525.

Pine F (1990). Die vier Psychologien der Psychoanalyse und ihre Bedeutung für die Praxis. Forum Psychoanal 6: 232–249.

Wöller W (2022). Psychodynamische Psychotherapie. Lehrbuch der ressourcenorientierten Praxis. Stuttgart: Schattauer.

2 Säule I: Trieb-Psychologie (ab 1890)

Die Einführung der Kausalität, des Unbewussten und die Entwicklung psychodynamischer Modelle

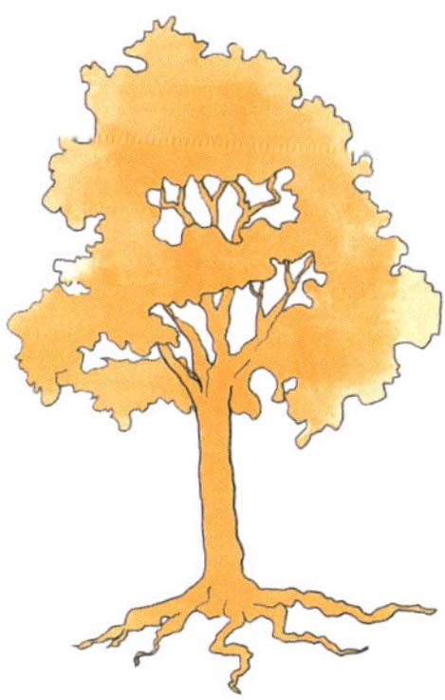

2.1 Zentrale Idee, auf die Therapie bezogen

Die Kernkonzepte, die Sigmund Freud entwickelte, werden heute so automatisch mitgedacht, dass ihre fundamentale Bedeutung Gefahr läuft, übersehen zu werden. Freuds Gedanke, dass es eine Kausalität geben könnte zwischen biografischem Erleben und späterer seelischer Not, bestimmt maßgeblich, wie seelisches Geschehen heute verstanden wird.

Mit Freuds Annahme der **Kausalität** waren Menschen also nicht mehr per se gesund oder verrückt, sondern ihr Zustand wurde als Prozess des Erkrankens gedacht. Durch die Einführung dieser kausalen Denkweise wurde der Möglichkeitsraum für Heilung erweitert (Freud 1896).

Freud entwickelte seine Theorien auf der Basis vieler Erfahrungen mit Krankenbehandlungen, den eigenen und denen seiner Kollegen: Seine Patient:innen kamen mit einer deutlichen körperlichen Symptomatik, für die es keine organische Erklärung gab. Zusätzlich dazu zeigten sie erhebliche Verhaltensauffälligkeiten. Letztlich kam die entscheidende Idee durch eine Patientin Freuds, Anna O., die ihm mitteilte, dass sich ihre Symptomatik genau seit dem Moment zu verändern begann, wo sie ihm von ihren frühen, schweren Lebensereignissen berichten durfte. Sie nannte es »the talking cure«, die Redekur (Krutzenbichler und Esser 2010, S. 13 ff.). Daraus folgerte Freud, dass es eine Verbindung zwischen der erlebten Vergangenheit und dem aktuellen körperlichen Geschehen geben muss und dass diese Vergangenheit bzw. deren seelische Spuren bis in den aktuellen Tag wirken. Und wenn diese Verbindung nicht dem Bewusstsein zugänglich ist, muss es eine **unbewusste Ebene** geben, auf der sich diese Prozesse abspielen. Wenn diese Prozesse stark genug sind, werden sie an der Oberfläche durch Emotionen und Verhalten sichtbar. Diese Prozesse können sogar so stark wirken, dass Symptome entstehen und Menschen erkranken.

Freud vermutete, dass die Stärke der Symptomatik durch ein inneres **Konfliktgeschehen** entsteht. Denn er beobachtete, dass Menschen, die zu ihm in Behandlung kamen, einerseits starken gesellschaftlichen und familiären Normen unterworfen waren und andererseits, dass, sobald sie sich in einem entspannteren

Zustand befanden, unterdrückte Begehren, Leidenschaften, Aggressionen aufflammten. Freud spürte, dass Menschen innerlich zerrissen waren. Er konzipierte dafür ein Modell unterschiedlicher »Instanzen«, die sich im Kampf befanden: eine Instanz für verinnerlichte Normen (Über-Ich), eine Instanz für die inneren An**trieb**e (Es) und eine vermittelnde Instanz (Ich). Seine Patient:innen wollten in die Gesellschaft passen, sich aber gleichzeitig auch selbst wiedererkennen und mit ihren innersten An**trieb**en in Kontakt kommen. Auf der Grundlage der Beobachtung des Ge**trieb**enseins entwickelte Freud die **Triebtheorie**. Diese Theorie wurde im Verlauf der klinisch-praktischen Erfahrungen immer wieder überarbeitet und verändert. Theorien zu weiteren basalen Motivationssystemen folgten (s. Storck 2018, S. 133 ff.), z. B. das Bedürfnis nach Bindung und Zugehörigkeit, das Bedürfnis nach Exploration und Selbstbehauptung bei Lichtenberg (1989).

2.2 Die wichtigsten Begriffe anschaulich erklärt

(vertiefend s. Laplanche und Pontalis 1982; Mertens 2022)

2.2.1 Unbewusstes

Aus seinen klinischen Beobachtungen heraus, dass seine Patient:innen zu bestimmten seelischen Inhalten keinen Zugriff hatten, stellte Freud die revolutionäre Hypothese auf, dass es neben der bewussten Ebene, auf der Gedanken und Gefühle wahrgenommen werden, auch eine unbewusste Ebene geben muss und sogar ein Zwischenstadium, die vorbewusste Ebene. Damit stand gleichzeitig die Hypothese im Raum, dass menschliches Handeln nicht nur bewusst und willentlich ist, sondern auch durch unbewusste Antriebe geleitet wird.

Menschliches Erleben, Erinnern und Fühlen kann zwischen den genannten Ebenen verschoben werden. Zum Beispiel können Erlebnisse und Erfahrungen, welche die Gefühlswelt eines Menschen überfluten würden, in die unbewusste Ebene ver-

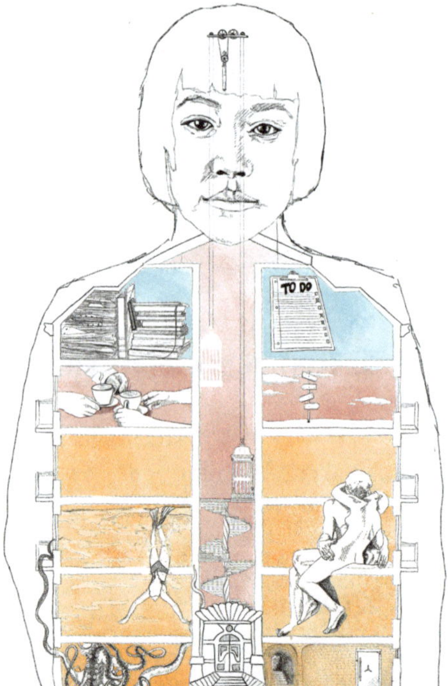

Abb. 2-1: Psychodynamik als Flaschenzugmetapher: psychische Bewegungen (Psychodynamik) zwischen bewusstem (blau), vorbewusstem (rot) und unbewusstem (orange) Erleben.

schoben werden. Es kostet jedoch seelische Kraft, diese Erfahrungen auf der unbewussten Ebene zu belassen. Manchmal befördern bestimmte Eindrücke, die dem ursprünglichen Erleben ähneln, die ins **Unbewusste** verschobenen Erinnerungsspuren ins **Vorbewusstsein**, wo sie fühlbar, aber noch nicht denkbar werden. Oder sie gelangen ins **Bewusstsein**, wo sie plötzlich als inneres Bild auftauchen (Abb. 2-1). Menschliches Erleben ist also **psychodynamisch**.

2.2.2 Das Drei-Instanzen-Modell (Ich, Es, Über-Ich)

Ein weiteres Modell, das Freud auf der Grundlage von klinischen Beobachtungen entwickelt hat, ist das Drei-Instanzen-Modell, in dem es um die Darstellung von seelischen Konflikten geht: Menschen erleben, dass sich unterschiedlichste Gefühle in ihnen regen. Und nicht immer sind diese im Einklang mit den Anforderungen der eigenen Welt und damit der Gesellschaft. An dieser Stelle entsteht ein Konflikt. Und zwar genau dann, wenn der Person beide Regungen wichtig sind, d.h. die eigenen Gefühle *und* der eigenen Umwelt zu gefallen, sich dazugehörig zu fühlen, den Anforderungen, z.B. Leistungs- oder Moralanforderungen, zu entsprechen.

In seinem Instanzenmodell formuliert Freud dann diese Situation so: Das **Ich** des Menschen muss sich mit **drei Anforderungen** auseinandersetzen: mit der **Außenwelt**, dem eigenen Begehren/Trieben (**Es**) und den verinnerlichten Verboten und Einschränkungen aus den frühen Beziehungserfahrungen (**Über-Ich**). Das Ich fühlt sich »von drei Seiten her eingeengt, von dreierlei Gefahren bedroht, auf die es im Falle der Bedrängnis mit Angstentwicklung reagiert [...] So vom Es getrieben, vom Über-Ich eingeengt, von der Realität zurückgestoßen, ringt das

Ich um die Bewältigung seiner ökonomischen Aufgabe, die Harmonie unter den Kräften und Einflüssen herzustellen, die in ihm und auf es wirken, und wir verstehen, warum wir so oft den Ausruf nicht unterdrücken können: Das Leben ist nicht leicht! Wenn das Ich seine Schwäche einbekennen muß, bricht es in Angst aus, **Realangst** vor der Außenwelt, **Gewissensangst** vor dem Über-Ich, **neurotische Angst** vor der Stärke der Leidenschaften im Es« (Freud 1933, 1940, S. 84 [Hervorhebung d. A.]). Wobei Freud die neurotische Angst als eine Angst begreift, die entweder durch körperliche Symptome begleitet wird oder als Panikattacke (»Anfall«) auftritt, in jedem Fall »ohne ersichtliche Begründung durch eine äußere Gefahr« (Freud 1933, 1940, S. 84).

Folgendes Beispiel soll diese Situation verdeutlichen.

FALLBEISPIEL

Eine junge Frau datet seit einem Jahr Frauen. Auf einer Urlaubsreise hatte sie sich in die Köchin eines Bed & Breakfast verliebt und seitdem eingestanden, dass sie sich sexuell zu Frauen hingezogen fühlt. Bisher hat sie in ihrem Alltag und vor allem ihrer Familie gegenüber versucht, diese Gefühle auszuklammern. Auf der Hochzeit ihrer Cousine trifft sie auf eine Frau, von deren Blicken sie sich stark angezogen fühlt. Später am Abend sprechen die beiden angeregt miteinander. Zum Ende des Gesprächs sagt die andere Frau: »Ich gehe jetzt, außer mich fordert noch jemand zum Tanzen auf.«

In der Situation muss das Ich mit unterschiedlichen Anforderungen umgehen: der Realität, dass jemand in dem cis-heteronormativen Kontext angreifend wird oder die Familie negativ reagiert, wenn die beiden Frauen zusammen tanzen, den Anforderungen des Über-Ich, das sagt: »Du darfst nicht anders sein als deine Familie«, wobei es sich um verinnerlichte Ansprüche der Eltern und der Gesellschaft handelt, und zuletzt dem Begehren des Es nach Lust und auch nach Nähe zu der spannenden Frau, die gerade vor ihr sitzt.

Laut Freud entsteht eine **Realangst** durch die Realität, dass also die Reaktionen der Partygäste auch negativ sein könnten, die **Gewissensangst**, dass man den Ansprüchen des Über-Ich nicht genügen wird, und die **neurotische Angst** vor der Stärke der Leidenschaften des Es.

Auch hier wird deutlich, dass Freud universelle Modelle entwickelt hat. Modelle, die für das gesamte menschliche Denken und Fühlen anwendbar und nützlich sind, nicht nur für das Verständnis von klinischer Symptomatik.

2.2.3 Triebtheorie

Gegenüber der Triebtheorie von Sigmund Freud, einem Kernstück seiner theoretischen Überlegungen, existieren womöglich die größten anti-analytischen Vorbehalte. Kaum eine moderne Therapeut:in wird einer Patient:in gegenüber das Wort **Trieb** (Freud 1915c) verwenden, da es für zeitgenössische Ohren veraltet klingt.

Wichtig ist die Triebtheorie, da es um die Auseinandersetzung mit einer universellen Frage des menschlichen Seins geht: **Was treibt mich an?** Oder, wie es vielen Personen geht, die sich für eine Psychotherapie entschieden haben: Warum fühle ich *nicht*, was mich antreibt, wo meine Leidenschaften sind, was ich liebe? Zusammen mit der Therapeut:in kann es in der Therapie darum gehen, Zugriff zu den in Konflikt stehenden inneren Trieben, im Sinne von inneren An**trieb**en, zu finden. Das hat eine Verlebendigung des eigenen Erlebens zur Folge.

Trieb wird häufig fälschlicherweise mit dem Streben nach

sexueller Lust gleichgesetzt. Bei Trieben handelt es sich allgemein um innere Motivationen und Kräfte, die dann zu Bedürfnissen, Motiven und Affekten führen. Menschen streben nach dem Gefühl, das entsteht, wenn diese Bedürfnisse dann befriedigt werden (Helle 2019).

Diese Triebe lassen sich nach Freuds Beobachtungen in zwei Kategorien unterteilen (Freud 1933 [1940]): Zum einen gibt es den Drang nach Fülle und Lebendigkeit, die **Libido**. Diese äußert sich in den Bestrebungen von Personen etwas zu erleben, Eindrücke zu sammeln, Sex zu haben, gut Essen zu gehen ... Anderseits gibt es, leider und vielleicht auch erstaunlicherweise, das menschliche Bedürfnis nach Destruktivität, Schrecken und Angst zu empfinden, sich selbst zu schaden, Gruselfilme zu schauen, bei Unfällen stehen zu bleiben ... nach Freud: den **Todestrieb**. Das war der Beginn der Erforschung basaler unbewusster Motivationssysteme.

Welche Bedürfnisse und Motive ins Bewusstsein gelangen und welche Emotionen und konkretes Verhalten dann aus diesen resultieren, ist beeinflusst durch das Über-Ich im Zusammenspiel mit dem Ich. Die Triebtheorie kann also integriert werden in Freuds Strukturmodell von Ich – Es – Über-Ich (Helle 2019).

MERKE

Wichtig für die Therapie und die Patient:in ist das Verständnis, dass Menschen angetrieben sind durch unbewusste Triebe, die mit einer inneren Spannung in Zusammenhang stehen, solange sie nicht befriedigt werden. Mit dieser Spannung müssen Menschen umgehen.

Im Alltag gehen Menschen mit dieser Spannung mehr oder weniger automatisch um. Erst wenn diese innere Spannung zu stark wird, Konflikte entstehen, sie zu körperlichen oder sozialen Beeinträchtigungen führen, entsteht ein Leidensdruck und psychotherapeutische Hilfe wird notwendig. Dazu das folgende Beispiel:

BEISPIEL Das Begehren, der Wunsch nach Lebendigkeit und mehr erlebtem Leben

Einige Menschen kennen das: Abends es nicht von allein (Ich) zu schaffen, die Entscheidung rechtzeitig zu treffen, ins Bett zu gehen, weil ein innerer Drang (Es) stärker ist, noch etwas vom Tag zu erleben, den Tag noch nicht zu beenden, noch etwas Saft aus der Zitrone des Tages zu pressen. Und das, obwohl der Kopf (Über-Ich) glasklar immer wieder sagt, dass am nächsten Morgen das bittere Erwachen mit dem Weckerklingeln kommen wird.
Oder:
Die eigenen To-do-Listen wirken wie Tyrannen (Über-Ich) im eigenen Leben. Zuerst die Arbeit, dann das Vergnügen hat sich in ihrem Leben, in ihrem Inneren eingebrannt. So gern würde diese Person von sich aus (Ich) dem inneren Gefühl (Es), das nach Erlösung, Lebendigkeit, Freizeit ruft, nachgeben können.
In beiden Fällen scheitert das Ich. Im ersten Beispiel an der Stärke des Es und im zweiten Fall an der Stärke des Über-Ich. Und wie stark diese inneren Instanzen ausgebildet sind, hat mit der eigenen Lebens- und Lerngeschichte zu tun.

Beide Beispiele sind vielleicht noch nicht klinisch bedeutsam. Psychotherapeutische Hilfe wird dann in Anspruch genommen, wenn sich bei Personen wie im ersten Fall beispielsweise der Tag-Nacht-Rhythmus umkehrt oder sie die Arbeit verlieren. Oder wenn, wie im zweiten Beispiel, keine Erholung mehr möglich ist und die Gesundheit leidet. Meist entwickeln die Personen dann körperliche Beschwerden, oft Beschwerden des autonomen Nervensystems, wie Magenschmerzen, Verdauungsprobleme, Übelkeit, und suchen eine Psychotherapeutische Praxis auf.

Das Über-Ich steht in dem Ruf, vernünftig zu sein. Dass dem nicht immer so ist, zeigt folgendes Fallbeispiel.

FALLBEISPIEL

Eine Frau stellt fest, dass sie immer einen großen Bogen um ihre Finanzen macht, erst recht um ihre Altersvorsorge. Sie weiß, Altersarmut ist vor allem unter Frauen vertreten. Sämtliche Informationen, Tipps etc., wie sie die Sache angehen könnte, um sich selbst dadurch Sicherheit, Stabilität, Stolz, ja auch Lebensfreude (Es) zu geben, laufen ins Leere. Das ärgert sie sehr. Eines Tages beginnt sie, sich in geschütztem Rahmen unter Frauen dem Thema zu widmen. Sie sucht gemeinsam mit den anderen Frauen nach unbewusst verinnerlichten Stimmen (Über-Ich), die zu vorbewussten Überzeugungen führen, z. B.: »Alles mit Geld ist gefährlich« oder »Du selbst kannst das sowieso nicht« oder »Wer viel Geld hat, bekommt einen schlechten Charakter«. Es gelingt ihr, diese Überzeugungen freizulegen. Nun kann das Ich frei werden für die Suche nach neuen, eigenen, frischen Überzeugungen, um ihnen zu folgen. Ohne diesen Prozess in geschütztem, motivierendem Rahmen war für sie eine Verhaltensänderung zu ihren eigenen Gunsten nicht möglich.

2.2.4 Psychosexuelle Entwicklung

Ein weiterer wichtiger Beitrag Freuds ist das Modell der psychosexuellen Entwicklungsphasen. Je nach Alter und Entwicklungsaufgabe des Kindes sind bestimmte Bedürfnisse wirksam und der Umgang mit ihnen muss gemeistert werden. Die Namensgebung der Phasen erscheint auf den ersten Blick seltsam und lässt sich aus Freuds Triebtheorie erklären. In jeder Phase der psychosexuellen Entwicklung werden ein vorherrschendes Bedürfnis und eine vorherrschende erogene Zone angenommen (Freud 1905d). Nützlich ist dieses Modell, um zu prüfen, wie gut die basalen Bedürfnisse im Leben der Patient:innen befriedigt wurden. Freud vermutete, dass psychisches Leid im Erwachsenenalter mit Schwierigkeiten in der Entwicklung im Kindesalter zu tun haben könnte.

Das Verständnis der psychosexuellen Entwicklungsphasen ist für die Therapeut:in wichtig, weil es den Blick für aktuelle Situationen schult, in denen **Versuchungen und Versagungen** (gerne benutztes Wortpaar in der Psychoanalyse) dieser Bedürfnisse zu symptomhaftem Verhalten führen.

FALLBEISPIEL

Sams Eltern erklärten Sam in der Kindheit oft für peinlich und ermahnten Sam häufig, sich zurückzuhalten. In Sams Kindheit konnte das Bedürfnis nach Bewunderung und Gesehenwerden dadurch nur mangelhaft erfüllt werden (Mangel in der psychosexuellen Entwicklung). Als erwachsener Mensch gerät Sams Bedürfnis nach Bewunderung und Gesehenwerden in Versuchung, aber Sam hat gelernt, dass dieses Bedürfnis oft nicht erfüllt wird (Versagung). Sam empfindet soziale Situationen heute als sehr belastend, die eigenen Gedanken kreisen und das Herz fängt heftig an zu schlagen, ständig muss Sam sich bei allen rückversichern, ob diese Personen Sam mögen (symptomhaftes Verhalten).

Nachdem Freud die psychosexuellen Entwicklungsphasen erstmals konzipierte, wurden diese, genau wie die Triebtheorie, mehrfach verändert und erweitert, wodurch die Namen und die Anzahl der Phasen bei den Autor:innen unterschiedlich ausfallen. Für einen Überblick werden die ersten drei Phasen näher beschrieben (nach Jungclaussen 2018) und die zentralen Bedürfnisse, um die es in ihnen geht, kurz zusammengefasst.

Orale Phase: 1. Lebensjahr Zu Beginn des Lebens steht das **Bedürfnis nach Nähe (früh-oral) und Bindung (oral)** im Mittelpunkt. Die engen Bezugspersonen des Säuglings haben die Aufgabe, ihn emotional und körperlich zu nähren. Gleichzeitig hat der Säugling die Aufgabe, die Differenzierung zwischen sich und seiner Bezugsperson zu lernen. Die Namensgebung der Phase entstand aus der Idee einer psychosexuelle Besetzung der Mundschleimhaut als erogener Zone, die mit lebenswichtiger Versorgung und Beruhigung verknüpft ist.

Anale Phase: 2.–3. Lebensjahr In der analen Phase strebt das Kind danach, sich neu zu erfinden und unabhängiger zu sein (**Bedürfnis nach Autonomie**) oder es erlebt eine Autonomieangst. Die Namensgebung der Phase entstand aus der Idee einer psychosexuellen Besetzung der Ausscheidungsorgane, als Symbolisierung von lustvollem/autonomem Festhalten oder Abgeben (anal) bzw. lustvollem Anhalten oder sich Verströmen (urethral). Das Kind erlebt in dieser frühen Phase über die grundlegenden Bedürfnisse ein erstes Gefühl der Autonomie, da es einer der wenigen Bereiche ist, in denen es Entscheidungen vollständig selbst beeinflussen kann. Damit stehen Machtkämpfe und innere Konflikte an zwischen Gehorsam und Autonomie, also zwischen Fremd- und Selbstbestimmung (Mentzos 2005, S. 98).

Phallische Phase und ödipale Phase: 3.–6. Lebensjahr In der **phallischen Phase** geht es um das **Bedürfnis, bewundert und gesehen zu werden**. Kinder entwickeln in dieser Phase Interesse und Stolz in Bezug auf die primären Geschlechtsorgane. So kam es zu der Namensgebung dieser Phase mit dem Phallus als Symbol, das geschlechtsunabhängig gedacht, jedoch auch früh in feministisch-psychoanalytischen Kreisen kritisiert wurde.

In der phallischen Phase wird auch die **ödipale Phase** durchlaufen, weil es in dieser Zeit eine weitere wichtige Lebensaufgabe zu meistern gibt: Es geht darum, zu lernen, den Schmerz des Ausgeschlossenseins auszuhalten, dass zwei geliebte Menschen, zu denen man in enger Beziehung steht, auch untereinander Beziehungen pflegen können (**Triangulation in der elterlichen Beziehung**). Gelingt dies, wird der Mensch sich nicht als drittes Rad am Wagen fühlen, sondern kann selbst auch frei sein und sich an der Beziehung der anderen erfreuen. Im Zusammenhang mit dieser Phase steht ein zentrales Konzept der Psychoanalyse, der **Ödipuskomplex**. Es ist ein Konzept der Triangulation, wo es um das Umwerben des einen Elternteils und das Rivalisieren mit dem anderen Elternteil geht und die Namensgebung auf die Sage des König Ödipus zurückgreift.

Wie durch die Komplexität dieser Bedürfnisse deutlich werden sollte, ist es nicht selbstverständlich, dass die psychosexuelle Entwicklung ohne Schwierigkeiten vonstattengeht. Die Themen der oralen, analen, phallischen und ödipalen Phasen bewegen die meisten Menschen bis ins Erwachsenenalter und eignen sich somit als Anhaltspunkte für die Psychotherapie.

2.2.5 Regression

Regression bezeichnet eine spezifische Reaktionsweise des Menschen, sich innerlich auf frühere Entwicklungsstufen mit allen dazugehörigen Emotionen und Verhaltensweisen zurückziehen zu können. Diese Reaktionsweise kann auf unterschiedliche Art ausgelöst werden. Personen regredieren beispielsweise bei Gefahr, bei körperlichen Erkrankungen, unter toxischen Einflüssen oder bei innerpsychischen Konflikten. In der Therapie werden Übertragungsauslöser oder Informationsmangel genutzt, um den Prozess der Regression zu fördern.

Übertragungsauslöser sind Anhaltspunkte in der Therapie, welche die Patient:in an frühere Beziehungserfahrungen erinnern, wodurch auch ein Zurückfallen in Gefühl und Verhalten der damaligen Entwicklungsstufe begünstigt wird.

Informationsmangel bedeutet in diesem Kontext, dass die Patient:in durch das liegende Setting keine soziale Rückmeldung und dadurch keine neuen Informationen durch die Analytiker:in erhält, die ablenkend wirken könnten.

Übertragungsauslöser und Informationsmangel werden in der analytischen und tiefenpsychologisch fundierten Psychotherapie (zur Unterscheidung der Varianten →Kap. 1.2) gezielt genutzt, damit über die Regression ein Zugang zu ursprünglichen Beziehungserfahrungen entstehen kann (König 1991, S. 19 ff., S. 91 f.). In diesen Beziehungserfahrungen sind die ungelösten inneren Konflikte entstanden, die Leid verursachen, weil sie damals nicht verarbeitet wurden. Durch die Regression werden diese erfühlbar und damit behandelbar.

Die Wahl des konkreten Therapiesettings hängt sowohl vom Behandlungsziel der Patient:in als auch von deren psychischen Voraussetzungen (Indikation) ab.

Regressionsförderliches Setting (analytische Psychotherapie) Je weniger Merkmale des Gegenübers und der Umgebung beobachtet werden können, desto mehr Raum bleibt für eigene Fantasien der Patient:in. Das wird gefördert über abstinentes Verhalten der Therapeut:in, zurückhaltende Gestaltung des Therapieraums, liegende Position der Patient:in und eine erhöhte Wochenstundenzahl. Die erhöhte Wochenstundenzahl ermöglicht, dass das berichtete Alltagserleben in den Hintergrund rücken kann, da zwischen den Sitzungen nicht mehr so viele Ereignisse liegen. Dadurch entsteht mehr Raum für eigene Fantasien.

Regressionsbegrenzendes Setting (modifizierte analytische Psychotherapie, tiefenpsychologisch fundierte Psychotherapie) Eine sich gegenübersitzende Position sowie eine geringe Wochenstundenanzahl von ein bzw. maximal zwei Wochenstunden helfen, die Regression der Patient:in zu begrenzen.

Empfohlene Literatur

Freud S (1896b). Zur Äthiologie der Hysterie. GW 1, 425–459.
Ferenczi S (Hrsg) (1932 [2018]). Sprachverwirrung zwischen den Erwachsenen und dem Kind. In: Bausteine zur Psychoanalyse, Band 3. Treuchtlingen: Literaricon; 511–525.
Freud S (1905d). Drei Abhandlungen zur Sexualtheorie. GW V, 27–145.
Freud S (1915c). Triebe und Triebschicksale. GW 10, 210–232.
Freud S (1916/17 [1940]). Vorlesungen zur Einführung in die Psychoanalyse. GW XI. London: Imago.
Freud S (1933 [1940]). Die Zerlegung der psychischen Persönlichkeit. In: Neue Folge der Vorlesungen zur Einführung in die Psychoanalyse. GW XV. London: Imago; 62–86.
Helle M (2019). Psychodynamische Verfahren. In: Psychotherapie. Berlin: Springer; 7–59.
Jungclaussen I (2018). Handbuch Psychotherapie-Antrag. Stuttgart: Schattauer.
König K (1991). Praxis der psychoanalytischen Therapie. Göttingen: Vandenhoeck & Ruprecht.
Laplanche J, Pontalis JB (1982). Das Vokabular der Psychoanalyse. Frankfurt a. M.: Suhrkamp.
Lichtenberg JD (1989). Psychoanalysis and motivation. New Jersey: Routledge.
Krutzenbichler HS, Esser H (2010). Übertragungsliebe. Psychoanalytische Erkundungen zu einem brisanten Phänomen. Gießen: Psychosozial-Verlag.
Mentzos S (2005). Neurotische Konfliktverarbeitung. Frankfurt a. M.: Fischer.

Mertens W (Hrsg) (2022). Handbuch psychoanalytischer Grundbegriffe. Stuttgart: Kohlhammer.
Pine F (1990). Die vier Psychologien der Psychoanalyse und ihre Bedeutung für die Praxis. Forum Psychoanal 6: 232–249.
Storck T (2018). Trieb. Stuttgart: Kohlhammer.
Wöller W (2022). Psychodynamische Psychotherapie. Lehrbuch der ressourcenorientierten Praxis. Stuttgart: Schattauer.

3 Säule II: Ich-Psychologie (ab 1930/1940)

Vertreter:innen: Anna Freud, Heinz Hartmann, Gertrude Blanck und Rubin Blanck

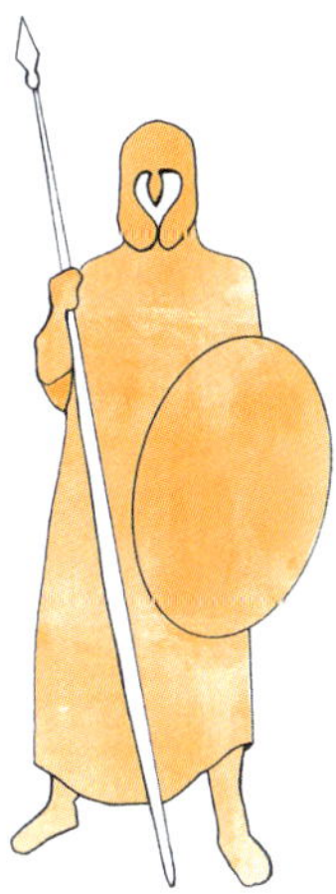

Und wieder geht es um die Entdeckung einer Universalie des menschlichen Seelenlebens. Die Ich-Psychologie basiert auf den Ideen Anna Freuds und Heinz Hartmanns. Sie beschäftigt sich mit einer entwicklungspsychologischen Frage, wie Menschen sich an ihre äußere Welt anpassen, ihr seelisches Gleichgewicht aufrechterhalten bzw. es verlieren (Hartkamp 2014).

3.1 Zentrale Idee, auf die Therapie bezogen

Im Fokus der Ich-Psychologie stehen sowohl die Dynamik der inneren Stabilisierung als auch der Reifungsgrad der benötigten psychischen Funktionen, die Menschen brauchen, um Lebensaufgaben zu bewältigen und Beziehungen aufzubauen.

Basierend auf den Ideen ihres Vaters interessierte sich Anna Freud vor allem dafür, welche unbewussten, mentalen Strategien Menschen anwenden, um bedrohliche Gefühle und Bedürfnisse vom Erleben fernzuhalten. Nicht nur negative Emotionen und belastende Erinnerungen bzw. Vorstellungen, sondern auch positive Emotionen und Sehnsüchte können als bedrohlich für die Anpassung an die Mitmenschen und den aktuellen Lebenskontext empfunden und müssen somit abgewehrt werden.

3.2 Die wichtigen Begriffe anschaulich erklärt

(vertiefend s. Anna Freud 1936 [2000]; Mertens 2022)

3.2.1 Abwehrmechanismen

Die Reihe von psychischen Mechanismen, die Menschen **unbewusst** anwenden, damit das Fernhalten ungewünschter Wahrnehmungen gelingt, wird unter **Abwehr** zusammengefasst (Abb. 3-1). Anna Freud (1936 [2000]) hat eine Reihe unbewusst ablaufender Abwehrmechanismen postuliert und systematisch beschrieben. Im Alltag ist unter guten Bedingungen bei den meisten Personen die Abwehr nicht spürbar und tut ihren

Dienst. Sie hilft der Person, nicht von verschiedensten widersprüchlichen Gefühlen und Bedürfnissen zerrissen zu werden. Wird jedoch ein Bedürfniskonflikt zu groß und zu relevant in der aktuellen Lebenssituation, kann die stärker arbeitende Abwehr in Form einer Symptomatik sichtbar werden, welche die Person belastet. Aber selbst die Symptomatik kann den Bedürfniskonflikt irgendwann nicht mehr umlenken. Die Symptome verschlimmern sich, die Abwehr bricht zusammen, es kommt zum Therapiebedarf (Mentzos 2005, S. 60 ff.).

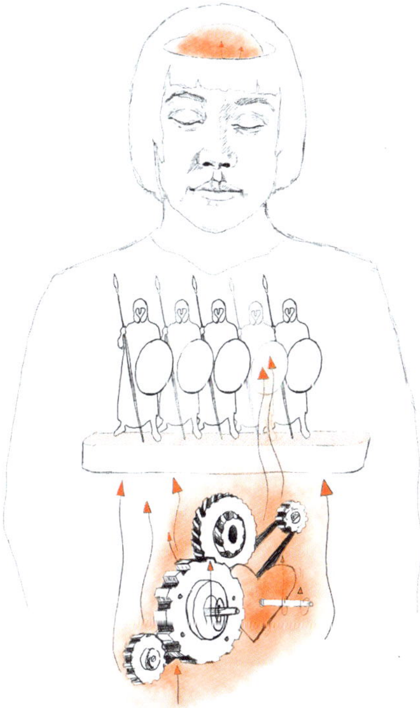

Abb. 3-1: Die Reihe von Kriegern im Bild steht für die Reihe von Abwehrmechanismen, die schwer auszuhaltende Gefühle vom Erleben fernhält.

BEISPIEL

Im Falle eines Burnout, einer massiven Überlastungssituation, berichten betroffene Personen oft, wie sie mit Bedürfnissen in Kontakt kommen, die sie vorher aufgrund ihrer gut funktionierenden Abwehr nicht kannten. Sie erleben auf einmal starke Bedürfnisse nach Ruhe und Abgrenzung. Diese Bedürfnisse stehen aber in Konflikt mit den eigenen »Größenfantasien«, dem Wunsch und Ziel, von allen gemocht und bewundert zu werden und leistungsfähiger als die meisten anderen zu sein. Die Bedürfnisse nach Ruhe und Abgrenzung stehen diesen Wünschen und Fantasien im Wege und müssen deshalb abgewehrt werden. An diesem Punkt verschiebt sich die Abwehr. Vor dem Burnout wurde immer noch einmal mehr gearbeitet, um die Begrenztheit der eigenen Möglichkeiten nicht zu spüren, so kommen jetzt Magenschmerzen hinzu. Der Abwehrmechanismus ist dann *Verschiebung bis hin zu Somatisierung*.[1] Anstelle jetzt den Schmerz der eigenen Grenzen (die Begrenztheit der eigenen Ressourcen, Kräfte, Fähigkeiten) aushalten zu müssen, wird der seelische Schmerz auf den körperlichen Schmerz umgelenkt, der im Moment erträglicher ist. Wenn auch dieser Mechanismus nicht mehr funktioniert und überlastet ist, d. h. der erlebte Schmerz zu belastend wird, taucht die Frage nach psychotherapeutischer Unterstützung auf. Dann werden neue Lebensfragen gestellt: Was ist so gefährlich daran, den anderen ähnlicher zu sein, also auch Ruhe, Freude, Freizeit zu brauchen? Oder: Warum müssen denn in der inneren Welt die anderen schlechter sein, was ist bedrohlich, wenn die anderen ähnlicher werden, an welchem

1 Weitere Vorgänge, die als Abwehrmechanismen genutzt werden können, sind nach Anna Freud (1936 [2000]) z. B. Ich-Einschränkung, indem kritische Situationen vermieden werden, Altruismus zur Abwehr eigener unerfüllter Versorgungswünsche, die Verdrängung der Bedürfnisse zurück ins Unbewusste.

Punkt kann sich die Person dann nicht mehr schützen? Häufig zeigt sich an diesem Punkt das abgewehrte Unterlegenheitsgefühl in biografischen Erinnerungen: Die Person erinnert, mit schlechteren Leistungen nicht mehr gehalten, gemocht, unterstützt worden zu sein. Hier entsteht dann die Aufgabe, die **Ich-Funktionen** zu stärken (→Kap. 9.2, Dokumentation für das Stundenprotokoll), um die anderen nicht mehr ausstechen zu müssen und die eigene Gesundheit zu retten.

MERKE

In der Therapie geht es darum, sich im geschützten und gehaltenen Raum mit abgewehrten Gefühlen auseinanderzusetzen. Allein ist diese Auseinandersetzung kaum möglich, da sie zu schmerzhaft wäre und die Gefühle oft nur mithilfe einer außenstehenden Person erreicht und dann gehalten werden können.

BEISPIEL

Eine queere Person, die in einer stark normativen Umgebung lebt, wird schon früh lernen, aufkeimende und bewusst werdende Wünsche/Impulse/Fantasien (Es), die im Zusammenhang mit der eigenen Identität oder auch der sexuellen Orientierung stehen, abzuwehren. Sie müssen abgewehrt werden, weil sie in einem cis-hetero-normativ ausgerichteten Kontext in Konflikt stehen mit dem Bedürfnis nach Zugehörigkeit, Liebe und Anerkennung. Die Befriedigung dieser Bedürfnisse ist in der Umgebung der Person an starre normative Vorstellungen über Identität und Sexualität geknüpft. Je begrenzter die äußeren Möglichkeiten, desto massiver ist die Aufgabe der inneren Abwehr, die eigenen Antriebe immer wieder ins Unbewusste zu verschieben bzw. in akzeptierbare und damit bewusst aushaltbare Bedürfnisse, Affekte und Wünsche umzuwandeln. Beispielsweise werden die Wünsche in intensive berufliche/künstlerische Impulse und Energien umgewandelt, also in etwas

Ungefährlicheres (*Abwehrmechanismus: Sublimierung*). Eigentlich wären Aggression und Wut auf die äußeren Bedingungen die folgerichtige Reaktion. Da diese Gefühle aber im Konflikt mit dem eigenen Zugehörigkeitswunsch stehen, müssen solche starken Impulse anders ausgelebt werden. Es bleibt dann nur wenig Spielraum. Die Aggression, die Zerstörung geht meist nicht nach außen. Die Aggression richtet sich dann gegen das Selbst in Form von Somatisierung (Körper) oder Depression (Seele) oder Suizidalität (Körper und Seele).

Das Leid der Betroffenen ist groß und kann verhindert werden durch eine Stärkung der Liebes-, Empathie- und Integrationsfähigkeit der gesamten Gesellschaft (reale Welt). Ausreichende Information und Bildung in der Bevölkerung und freundliche Aufnahme aller Seinsformen ließen ein Verstecken vor sich selbst oder ein Outing dann überflüssig werden.

3.2.2 Ich-Funktionen

Das zwischenmenschliche Leben kann für Personen innerlich anstrengend sein, was beeinflusst, wie stark die Abwehr beansprucht wird. Ob zwischenmenschliche Interaktionen als anstrengend empfunden werden, hängt auch davon ab, in welchem Ausmaß bestimmte seelische »Tools«, die Ich-Funktionen, verfügbar sind (Jungclaussen 2018). Wenn die Ich-Funktionen im Laufe des Lebens nur eingeschränkt ausgebildet werden konnten, kann es zu massiven Beeinträchtigungen in der Kommunikation mit sich und anderen kommen und die entstehende Überforderung muss notgedrungen durch Verhaltensweisen ausgeglichen werden (z.B. Selbstverletzung und Essanfälle). In diesen Fällen spricht man später in der psychodynamischen Psychotherapie von strukturellen Störungen. Wie in der Be-

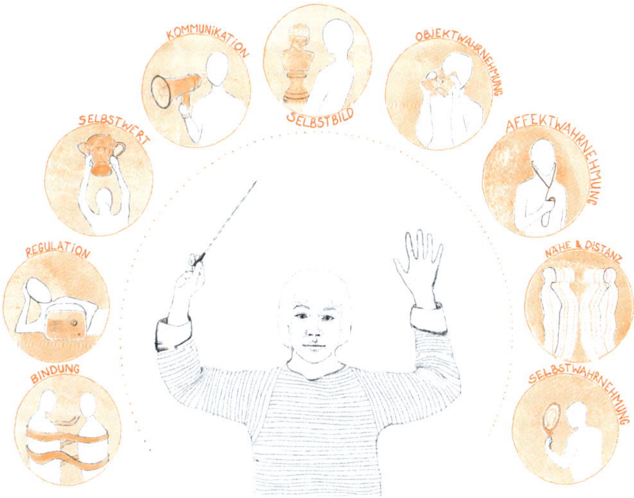

Abb. 3-2: Die wichtigsten Ich-Funktionen (nach Jungclaussen 2018). *Bindung:* Die Fähigkeit, in Beziehung zu treten und in Beziehung zu bleiben, auch wenn der Kontakt zu einem anderen Menschen mit negativen Gefühlen verbunden ist.
Nähe/Distanz: Die Fähigkeit, den Wechsel von Nähe zu mehr Abstand in Beziehungen auszuhalten.
Affektwahrnehmung meint, das vollständige Spektrum der eigenen Gefühle wahrnehmen und benennen zu können.
Selbst-/Objektwahrnehmung meinen die Fähigkeit einer Person, sich selbst und andere differenziert, d. h. mit Stärken und Schwächen, positiven und negativen Eigenschaften, anerkennen zu können.
Regulation meint die Fähigkeit einer Person, die unterschiedlichen Ich-Funktionen und Werkzeuge beeinflussen und je nach Situation deren Anwendung anpassen zu können.
Selbstbild: Wenn diese Ich-Funktion gut ausgebildet wird, ist das Selbstbild stabil und differenziert. Das heißt, es ist zu großen Teilen unabhängig von den Meinungen anderer und beinhaltet sowohl positive als auch negative Eigenschaften.
Selbstwert: Eine Person weiß sich selbst im Grunde schon zu schätzen, auch bei Belastung, Misserfolgen, Fehlern und Kränkungen.
Kommunikation meint die Fähigkeit einer Person, die eigenen Gefühle, Wünsche, Bedürfnisse und Ideen verbal vermitteln zu können.

schreibung der Ich-Funktionen (Abb. 3-2) deutlich wird, sind diese essenziell, damit Personen sich im Kontakt zu sich und anderen regulieren und sortieren können.

Aus entwicklungspsychologischer Perspektive heißt das: Haben Eltern weniger ausgebildete Ich-Funktionen mitbekommen, werden sie ihren Kindern auch nur weniger ausgebildete Ich-Funktionen vorleben können. Lernen die Kinder selbst dann in der Therapie, ihre Ich-Funktionen auszubauen, wirkt das wie ein Geschenk für die nächste Generation.

Die Ich-Psychologie schuf die Voraussetzungen für die Entwicklung von gezielten Behandlungen, die auf den Ausbau der »strukturellen Fähigkeiten« fokussieren: die »Psychoanalytisch-interaktionelle Psychotherapie« (Heigl-Evers & Heigl 1983) und die »Strukturbezogene Psychotherapie« (Rudolf 2020). Für eine fundierte Diagnostik wurden eine Reihe von strukturellen Fähigkeiten und Problembereichen operationalisiert und manualisiert (Arbeitskreis OPD 2006). So kann heute ein Befund über die strukturellen Fähigkeiten erstellt, deren Verlauf geprüft und zum Ende der Behandlung die Effektivität der Therapie festgestellt werden.

Empfohlene Literatur

Arbeitskreis OPD (2006). Operationalisierte Psychodynamische Diagnostik OPD-2. Das Manual für Diagnostik und Therapieplanung. Bern: Huber.

Ferenczi S (1918). Entwicklungsstufen des Wirklichkeitssinnes. Internationale Zeitschrift für Ärztliche Psychoanalyse 1(2): 124–138.

Freud S (1914 g). Erinnern, Wiederholen und Durcharbeiten. GW X.

Freud S (1915). Vorlesung: Widerstand und Verdrängung. GW XI, 296–312.

Freud A (1936 [2000]). Das Ich und die Abwehrmechanismen. 16. Aufl. Frankfurt a. M.: Fischer.

Hartmann H (1997). Ich-Psychologie. Studien zur psychoanalytischen Theorie. Stuttgart: Klett-Cotta.

Hartkamp N (2014). Ich-Psychologie. In: Mertens W (Hrsg). Handbuch psychoanalytischer Grundbegriffe. Stuttgart: Kohlhammer.

Heigl-Evers A, Heigl F (1983). Das interaktionelle Prinzip in der Einzel- und Gruppenpsychotherapie. Z Psychosom Med Psychoanal 29(1): 1–14.

Jungclaussen I (2018). Handbuch Psychotherapie-Antrag. Stuttgart: Schattauer.

König K (1991). Praxis der psychoanalytischen Therapie. Göttingen: Vandenhoeck & Ruprecht.

Mentzos S (2005). Neurotische Konfliktverarbeitung. Frankfurt a. M.: Fischer.

Rudolf G (2020). Strukturbezogene Psychotherapie. Leitfaden zur psychodynamischen Therapie struktureller Störungen. 4. Aufl. Stuttgart: Schattauer.

Mertens W (Hrsg) (2022). Handbuch psychoanalytischer Grundbegriffe. Stuttgart: Kohlhammer.

Yeomans FE, Clarkin JF, Kernberg OF (2017). Übertragungsfokussierte Psychotherapie für Borderline-Patienten – Das Praxismanual. Schattauer: Stuttgart.

4 Die therapeutische Haltung im Wandel

4.1 Von der Ein-Personen-Psychologie zur Zwei-Personen-Psychologie und zur intersubjektiven Arbeitsweise

Übertragung, Gegenübertragung, Widerstand und Gegenübertragungswiderstand

Im Zusammenhang mit der Weiterentwicklung der psychoanalytischen Behandlungspraxis und damit der Theorien veränderte sich auch die therapeutische Haltung.

Zu den Anfängen der psychoanalytischen Praxis entsprach die Haltung einer **Ein-Personen-Psychologie:** Die Patient:in (Subjekt) wird unterstützt durch eine Therapeut:in (Objekt). Beide werden als getrennte Individuen betrachten, wobei das Innenleben der Patient:in analysiert wird und die Therapeut:in nicht als Person mit bestimmten Merkmalen und Gefühlen beteiligt ist. Im Verlauf der Entwicklung der Psychoanalyse wandelte sich diese Haltung hin zu einer **Zwei-Personen-Psychologie** (Balint 1949 [1965/1966]) und **intersubjektiven Arbeitsweise:** Die Behandler:innen verstanden, dass sowohl sie Gefühle in den Patient:innen auslösten und ebenso diese bei ihnen. Das Erleben der Patient:innen und der Therapeut:innen ist ineinander verschränkt und der Fokus liegt auf der gemeinsamen Arbeit zwischen Patient:in (Subjekt) und Therapeut:in (Subjekt) in einem kreativen Prozess im Hier und Jetzt (Mertens 2010, S. 20).

Je nachdem, zu welchen Sichtweisen und Schulen eine Therapeut:in neigt, tendiert sie stärker zu der einen oder anderen Haltung. Bei Mertens (2010) kommen die verschiedenen therapeutischen Schulen miteinander ins Gespräch. Die Leser:in kann verfolgen, wie bestimmte Themen von den jeweiligen Vertreter:innen diskutiert werden. Von der Freudianer:in bis hin zur intersubjektiven Psychoanalytiker:in kommen alle zu Wort.

Der Startpunkt des Wandels hin zur Zwei-Personen-Psychologie war die Entdeckung des therapeutischen Nutzens der Gegenübertragung (Langner 2023). Im Folgenden sollen die wichtigsten Begrifflichkeiten intersubjektiver Prozesse in der Therapie erklärt werden.

4.2 Die wichtigen Begriffe anschaulich erklärt

(vertiefend s. Sandler et al. 2015)

Beteiligte und deren innere Prozesse	Patient:in	Therapeut:in
Übertragungsgeschehen als universelles zwischenmenschliches Phänomen	Übertragung	Gegenübertragung
Widerstandsgeschehen im Therapieprozess	Widerstand	Gegenübertragungswiderstand

Zwischenmenschliche Prozesse in der Therapie

4.2.1 Übertragung

Übertragung meint einen Vorgang, bei dem Menschen die eigenen Beziehungserfahrungen aus der Vergangenheit unbewusst in neue Beziehungserfahrungen mitnehmen. Wie durch eine persönliche Brille, den Filter der eigenen früheren Beziehungserfahrungen, wird das Gegenüber erlebt. Die Übertragung ist etwas Allgegenwärtiges. Sie geschieht, wenn sich Menschen begegnen. Dieser Vorgang läuft in Millisekunden ab und ist extrem effektiv. In Situationen, in denen wir (neu) in Beziehung treten, kann wenig neue Information über das gegenüber mit viel eigenem emotionalem Kontext angereichert werden. Das ermöglicht schnelles Handeln, hat aber auch seinen Preis. Denn

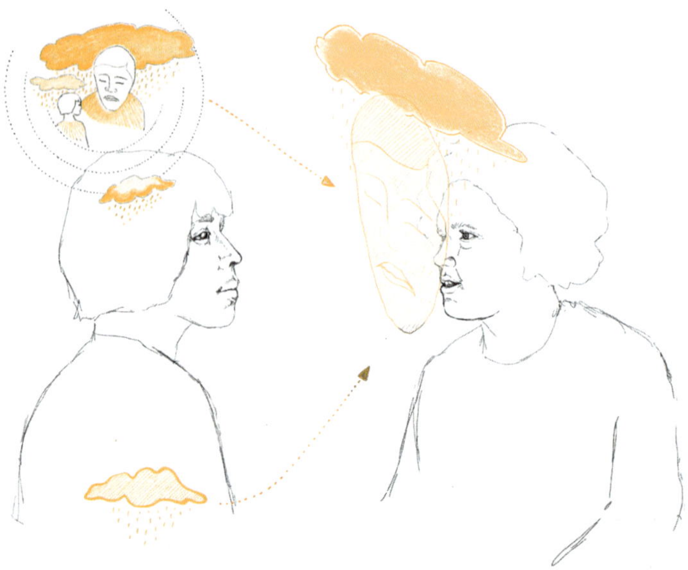

Abb. 4-1: Übertragung. Die linke Person überträgt eine bestimmte Beziehungserfahrung mit einem Elternteil auf die rechte Person.

das Verhalten des Gegenübers wird augenblicklich interpretiert – hinsichtlich der eigenen Erwartungen, Wünsche, Befürchtungen usw., die alle ursprünglich mit Erfahrungen aus der Vergangenheit verbunden waren.

Ein Beispiel soll das verdeutlichen:

BEISPIEL

Die Patientin hat ihre Mutter als streng erlebt und die eigenen Leistungen immer als unzulänglich empfunden. Diese Beziehung hat sie als inneres Bild ins erwachsene Leben übernommen (Abb. 4-1). So legt sich ein Filter der erlebten Unzulänglichkeit über ihre späteren Beziehungen. Dies löst auch in der Therapie eine Beziehungsspannung zwischen der Patientin und der Therapeutin aus.

4.2.2 Gegenübertragung

Nach Heimann (1950 [1996]) besteht die Gegenübertragung aus dem gesamten Gedanken-, Gefühls- und Körpererleben, das die Therapeut:in im Kontakt mit der Patient:in erlebt. Im oben genannten Beispiel, in welchem sich gerade die Beziehungsspannung zwischen der Patientin und der Therapeutin aufbaut, eröffnet sich auf diese Weise die Möglichkeit, dass bei der Therapeutin Gefühle angeregt werden, die mit der vergangenen Beziehung der Patientin zu tun haben. Die Therapeutin spürt in ihrer Gegenübertragung, was die Patientin in der Beziehung zur Mutter gespürt hat (z. B. Insuffizienz) oder was die Mutter in dieser Beziehung spürte (z. B. Abwertung, Ungeduld).

Eine sehr hilfreiche **Differenzierung der Gegenübertragung** führt Racker (1959 [2017]) ein. Er spricht von **konkordanter Gegenübertragung**, wenn es sich um eine gleichartige, mit dem Erleben der Patientin übereinstimmende emotionale Reaktion handelt. Es entsteht also eine Form des Mit-Fühlens (lat. con = mit, cordis = Herz), z. B. mit dem Insuffizienzgefühl der Patientin. Andernfalls kann sich die Therapeutin wie die abwertende Mutter der Patientin fühlen; hierbei handelt es sich dann um eine **komplementäre Gegenübertragung**. Die Therapeutin ergänzt also die Gefühle der Patientin mit der entgegengesetzten emotionalen Reaktion, z. B. Abwertung, die das emotionale Geschehen aus der konkreten übertragenen Situation vervollständigt (lat. complementare = ergänzen).

Neben konkordanten und komplementären Gefühlen beinhalten die Übertragungsgefühle noch einen anderen, von der Erlebenswelt der Patient:in unabhängigen Punkt: das Gedanken-, Gefühls- und Körpererleben, welches die Therapeut:in aus ihrem eigenen Leben mitbringt. Es ist Aufgabe für die Therapeut:in, auch sich selbst immer wieder infrage zu stellen, was eigene innere Prozesse betrifft, die nicht in die Therapie gehören, die Therapie sogar blockieren können (Wöller 2022). Als Therapeut:in gilt es herauszufinden, welche Gefühle zur Gegenübertragung gehören und wichtig für die Therapie sind, welche Gefühle zu ihr selbst gehören und noch bearbeitet werden müssen. Dafür machen Therapeut:innen in der Weiterbildung eine Lehrtherapie und gehen später in kollegiale Intervision.

MERKE

Vor diesem Hintergrund ist es wichtig, zu verstehen, dass alle Interventionen der Therapeut:in gespeist sind vom subjektiven Hören, Denken und Erleben. Deshalb können auch die entstehenden Vermutungen der Therapeut:in über die Patient:in stets nur Hypothesen sein, die im Verlauf der Therapie gemeinsam mit der Patient:in immer wieder überprüft werden müssen.

4.2.3 Widerstand

Mit Widerstand wird in den psychodynamischen Verfahren das legitime, meist unbewusste Bemühen der Patient:innen beschrieben, sich gegen das Auftauchen und Bewusstwerden von bestimmten Erinnerungen, Gefühlen und deren Bearbeitung zu wehren. Diese Art der »Nicht-Compliance« dient dem Selbstschutz vor Gefühlen wie Angst, Scham oder Schuld. Es handelt sich um den Gebrauch der Abwehr in der Therapiesituation.

4.2.4 Gegenübertragungswiderstand

Wenn in der Therapiesituation nicht nur die Patient:in, sondern auch die Therapeut:in dem Konfrontieren mit schwierigen Gefühlen ausweicht, wird von Gegenübertragungswiderstand gesprochen. Fromm-Reichmann (1959) beschreibt, wie ein Therapeut unbewusst und in vermeintlich guter Absicht dem Konfrontieren immer wieder ausweicht. Der beschriebene Psychotherapeut »... fürchtet sich vor den Ängsten seiner Patienten. Er mochte nichts über ihre Angst und ihre angstverursachenden Erlebnisse hören. So vereitelt er etwa die Absicht des Patienten, diese, seine Erlebnisse psychotherapeutisch zu betrachten; er glaubt, den Patienten beruhigen zu müssen, während in Wirklichkeit er selber Beruhigung nötig hat. Dadurch hindert er den Patienten daran, wichtiges affektives Material in Worte zu kleiden und durchzuarbeiten« (Fromm-Reichmann 1959, S. 39).

4.3 Abwehr- und Widerstandsanalyse in der therapeutischen Arbeit

Nun greifen wir noch einmal den Begriff der **Abwehr** aus dem vorangegangenen Kapitel auf und bringen ihn zusammen mit dem Begriff des **Widerstandes** in der therapeutischen Situation. Um die Symptome zu lindern, braucht es den Zugriff zu den verborgenen Gefühlen und Bedürfnissen. Dafür muss die Therapeut:in lernen, ihre Ohren zu schulen, um den Widerstand zu erkennen, der deutlich wird, wenn die Patient:in ein bestimmtes Gefühl oder ein Thema umschifft (König 1991, S. 56 ff.). Es ist außerdem Aufgabe der Therapeut:in, abzuwägen, ob die Therapie schon weit genug fortgeschritten ist, um ein Thema bewusst zu machen, oder ob es sich bei dem Widerstand gerade noch um eine stabilisierende, schützende Funktion handelt.

MERKE

Das Aufspüren des Widerstandes ist in der psychotherapeutischen Sitzung so wichtig, um der hilfesuchenden Person den Zugang zu den eigenen (unbewussten) Gefühlen zu ermöglichen, deren Abwehr inzwischen zu anstrengend und krank machend für die Person geworden ist.

Empfohlene Literatur

Altmeyer M (Hrsg) (2006). Die vernetzte Seele: die intersubjektive Wende in der Psychoanalyse. Stuttgart: Klett-Cotta.

Balint M (Hrsg) (1949 [1965/1966]). Wandlungen der therapeutischen Ziele und Techniken in der Psychoanalyse. In: Die Urformen der Liebe und die Technik der Psychoanalyse. Bern, Stuttgart: Huber, Klett; 255–271.

Ermann M (2014). Widerstand. In: Mertens W (Hrsg). Handbuch psychoanalytischer Grundbegriffe. Stuttgart: Kohlhammer.

Ferenczi S (1932 [2013]): Das klinische Tagebuch. Gießen: Psychosozial-Verlag.

Fromm-Reichmann F (1959). Intensive Psychotherapie. Stuttgart: Hippokrates.

Heimann P (1950 [1996]). Über die Gegenübertragung. Forum Psychoanal 12: 179–184.

Kley-Hutz I (2009). Abwehr, Widerstand und Angst vor Veränderung: 3. Deutschsprachige Internationale Psychoanalytische Tagung vom 11. bis 14. September 2009. Psyche 63(3): 322–325.

König K (1991). Praxis der psychoanalytischen Therapie. Göttingen: Vandenhoeck & Ruprecht.

Langner D (2023). Sándor Ferenczi. Keine Heilung ohne Liebe. In: Abel T (Hrsg). Handbuch der psychoanalytischen Objektbeziehungstheorien. Gießen: Psychosozial-Verlag.

Mertens W (2010). Psychoanalytische Schulen im Gespräch. Band 1. Bern: Huber.

Racker H (1959 [2017]). Übertragung und Gegenübertragung. 7. Aufl. München: Ernst Reinhardt.

Sandler J, Dare C, Holder A (2015). Die Grundbegriffe der psychoanalytischen Therapie. Stuttgart: Klett-Cotta.

Wöller W (Hrsg) (2022). Blockaden des therapeutischen Prozesses und mentale Zustände des Therapeuten. In: Psychodynamische Psychotherapie. Lehrbuch der ressourcenorientierten Praxis. Stuttgart: Schattauer.

5 Säule III: Objektbeziehungspsychologie (ab 1940)

Vertreter:innen: Ian Sutti, William R. D. Fairbairn, Sándor Ferenczi, Alice Balint und Michael Balint, Melanie Klein, Donald W. Winnicott, Otto F. Kernberg

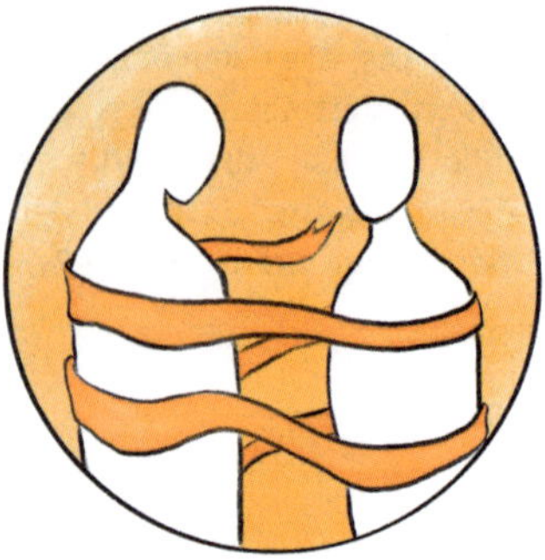

5.1 Zentrale Idee, auf die Therapie bezogen

Die Wortwahl **Objekt**beziehung lässt kaum erahnen, dass es sich um die Beschreibung von zwischenmenschlichem Erleben handelt. Es geht um die Beziehung zwischen einer Person (= **Subjekt**)

und deren Gegenüber (= **Objekt**). Die Objektbeziehungspsychologie beschreibt die Aufdeckung von zugrunde liegenden psychischen Vorgängen und zwischenmenschlichen Prozessen, welche nicht nur im Kontext von psychischen Störungen ablaufen, sondern universell sind. In den Mittelpunkt der Behandlung aus objektbeziehungspsychologischer Sicht rücken der Einfluss des Gegenübers und die Verinnerlichung früherer Gegenüber, d.h. früherer Beziehungserfahrungen in Form von **inneren Objekten** (Abel 2023). Diese inneren Objekte können entsprechend dem Verhalten wichtiger Bezugspersonen z.B. beschützend, behütend, freundlich, aber auch bewertend, skeptisch, kritisch, böse oder verfolgend sein.

MERKE

Der Begriff **inneres Objekt** steht für ein psychisches Gefüge, das all die Gefühle, Handlungsimpulse und Bedürfnisse beinhaltet, die ein Mensch im Kontakt zu einer wichtigen Bezugsperson verinnerlicht hat.

In einem guten und nährenden Kontakt wird eine gute, beruhigende, freundliche Erinnerungsspur abgelegt, in einem bedrohlichen Kontakt eher eine ängstlich-verfolgende. Diese inneren Objekte sind in jeder Person von uns angelegt. Immer wenn wir in Beziehung treten, werden sie mal stärker und mal schwächer angesprochen. Innere Objekte bestimmen auch die Art, wie wir mit neuen Personen in Beziehung gehen. Aufgrund von überwiegend guten inneren Objekten kann es leichtfallen, sich in zwischenmenschlichen Beziehungen wohlzufühlen, im anderen Fall schwer oder auch sehr schwer. Aus der Bewältigung der dann entstehenden Schwierigkeiten kann symptomatisches Verhalten und Leid entstehen.

5.1.1 Objekt-Repräsentanzen – Wie das Gegenüber verinnerlicht wird

Die inneren Objekte bestehen jeweils aus einem Anteil, der zum Gegenüber gehört (**Objektanteil**), einem Anteil mit dem eigenen Wunsch an das Gegenüber (Wunsch-**Selbstanteil**) und einem Anteil der eigenen typischen Reaktion auf das Gegenüber (Reaktions-**Selbstanteil**).

Im Beispiel des inneren Objektes der strengen und kühlen Mutter (→Kap. 4.2.1) gibt es einerseits die strenge oder abweisende Stimme der Mutter, die man innerlich hört (*Objektanteil*), den eigenen Wunsch nach Trost oder Anerkennung (Wunsch-*Selbstanteil*) und die eigene typische Reaktion auf die Nicht-Erfüllung dieser Bedürfnisse, z. B. Enttäuschung oder Schuldgefühle, zu viel verlangt zu haben (Reaktions-*Selbstanteil*). In der inneren Welt ist also so etwas wie eine innere Szene abgelegt:

Wunsch des Selbst → Reaktion der Mutter → Reaktion des Selbst

Wie kann es sein, dass man redet, wie man sich selbst nicht hören möchte?

Erstaunliche Dinge geschehen. Man hört sich reden, so streng und abweisend wie die Stimme, unter der man gelitten hat. Dies geschieht über einen Einfühlungsvorgang in den strengen oder abweisenden **Objektanteil**, mit dem man sich in diesem Moment identifiziert. Wenn das in der Therapie geschieht, die Patient:in z. B. so streng und abweisend auftritt wie ihr früheres Gegenüber, zeigt sich der innere aktive Objektanteil. Durch das Beziehungsverhalten der Patient:in, die entstehende Beziehungsspannung, bekommt die Therapeut:in in diesem Moment den bedürftigen Selbstanteil der Patient:in zugewiesen. Diese Art von Rollenzuweisung wurde von Joseph Weiss als *Rollentauschtest* beschrieben (Weiss 1993).

5.1.2 Selbst-Repräsentanzen – Wie wir uns selbst verinnerlichen

Auch die gesamte Vorstellung von uns selbst, wer wir psychisch sind, welche Vorstellung wir von unserer Körperlichkeit haben, entsteht durch das Erleben und die gegenseitige Spiegelung mit unserem Gegenüber.

Zu Beginn des Lebens gibt es noch keine deutliche Abgrenzung zu den Objekt-Repräsentanzen. Das Kind erlebt sich noch nicht als getrennt von der Mutter/der Bezugsperson. Geschieht an dieser Stelle ein Ausfall an empathischer Spiegelung, so fehlt dem Kind die Sicherheit in der Welt. Dadurch kann es zu psychischen Schwierigkeiten kommen, die auf unterschiedliche Weise kaschiert werden, im Sinne eines Selbstschutzes. Winnicott (1960 [2018]) prägte für den Versuch des Kindes, sich an ungute Bedingungen anzupassen und das eigene Selbst zu schützen, den Begriff »das falsche Selbst«.

5.1.3 Wie innere Objekte das Über-Ich und Ich-Ideal strukturieren

Das Über-Ich ist eine Ansammlung regulierender, verbietender und strafender Objekte. Das Ich-Ideal ist eine Ansammlung von idealisierten und vorbildhaften Objekten. Wenn wir dem **Über-Ich** nicht entsprechen, entsteht **Schuld**. Wenn wir dem **Ich-Ideal** nicht gerecht werden, entsteht **Scham**.

5.1.4 Innere Objekte in der Therapie

MERKE

Innere Objekte werden auch in der therapeutischen Beziehung unbewusst reaktiviert und für die Behandlung genutzt.

Für den Therapiefortschritt ist es sehr wichtig, zu erkennen, dass bestimmte innere Objekte aktiviert worden sind. Denn dieses Erkennen bietet eine Möglichkeit, auf die inneren Prozesse zu schauen, die beeinflussen, wie sich die Patient:in in Beziehungen erlebt und verhält, welche Schwierigkeiten auftauchen und welchen Zusammenhang es zu psychischen bzw. somatischen Symptomen gibt.

Im folgenden Fallbeispiel werden unbewusst zwei Abwehrmechanismen (→Kap. 3.2.1) genutzt: die **Somatisierung** (Rückenschmerzen) und die **Projektion** (strenges Vater-Objekt).

FALLBEISPIEL Ali

Ali leidet unter starken Rückenschmerzen. Er war beim Orthopäden, der keine körperliche Ursache finden konnte. Die Schmerzen werden besonders in den Prüfungsphasen extrem, einen Zusammenhang mit den Anforderungen des Studiums sieht der Student aber nicht.[2]

---

2 In diesem Beispiel geht es um die Erklärung der Projektion. Für Interessierte hier ein Hinweis, wie sich die psychosomatischen Rückenschmerzen erklären lassen könnten: Damit der Student die psychische Anspannung durch den Vater nicht erleben muss, entledigt er sich unbewusst dieser Anspannung über den Körper. Gleichzeitig kann er zu sich sagen: »So viel am Schreibtisch zu sitzen tut meinem Rücken nicht gut, ich muss mich mal erholen und hinlegen«, was zu einer zusätzlichen Entlastung führt.

> Er berichtet, dass er das Studium lieber entspannt angehen lässt und genervt ist von seinen überambitionierten, gestressten Kommiliton:innen. Er möchte lieber das Leben genießen und seiner Ausbildung und seinem Beruf keinesfalls so viel Raum geben, wie seine Eltern es taten. Zu Hause hatte er seine Eltern immer arbeitend erlebt und wenig in gemeinsamem Kontakt. Der Vater war Wissenschaftler und in ständiger Sorge um den Arbeitsplatz und in Angst, andere Kollegen würden mehr und besser publizieren. Er erlebte den Vater oft abwesend und angespannt, wie in ständiger Erwartung eines Unheils. Diese schwer auszuhaltenden Gefühle von Druck und Anspannung, die Ali in der Beziehungserfahrung gesammelt hat, sind zusammen mit den elterlichen Leistungsüberzeugungen als unbewusste innere Objekte in ihm angelegt. Den Leistungsdruck projiziert Ali im Beispiel auf seine Mitstudierenden, wie weiter unten deutlich wird.

Wie im Kapitel 3.2.1 beschrieben, werden schwer auszuhaltende Gefühle abgewehrt, um sich selbst zu schützen. Zu den Abwehrmechanismen gehören einfache Mechanismen, z.B. sich selbst abzulenken, bis hin zu sehr komplexen inneren Manövern, in die das Gegenüber für die Abwehr involviert wird, z.B. die **Projektion und projektive Identifizierung**.

5.2 Die wichtigen Begriffe anschaulich erklärt

(vertiefend s. Mertens 2022)

5.2.1 Projektion und projektive Identifizierung

Eigene, schwer auszuhaltende seelische Vorgänge werden nach außen projiziert und dann beim Gegenüber erkannt. So werden auch Eigenschaften belastender innerer Objekte anderen Personen zugeschrieben. Das wirkt entlastend, weil das Problem jetzt auf die andere Person verlagert wird, es also nicht mehr im eigenen Inneren bewältigt werden muss. Nun ist die Person entlastet, aber dem Gegenüber wird die ungeliebte Eigenschaft zugeschrieben.

Bei der **projektiven Identifizierung** (Abb. 5-1) geht dieser Prozess noch einen Schritt weiter: Das Projizieren der Gefühle auf das Gegenüber sorgt dafür, dass das Gegenüber mit der Zeit auch tatsächlich diese Gefühle erlebt und auslebt.

FALLBEISPIEL Ali (Fortsetzung)

Im Beispiel von Ali könnte es passieren, dass er selbst den schwer auszuhaltenden Leistungsdruck nicht mehr verspürt, sondern, in seiner Lerngruppe sitzend, über sein Gegenüber abwertende Gedanken erlebt: »Mann, ist Flo heute unentspannt und gestresst, will richtig Gas geben und ist so ehrgeizig.« Er könnte Flo ansprechen: »Setz dich mal nicht so unter Druck«, und währenddessen das Gefühl spüren, sich in Flo besonders gut einfühlen zu können. Dabei entdeckt er in Flo gerade nur seine eigene innere Anspannung, die bei ihm selbst nun verschwunden ist. Auch Flo fühlt sich dann in der Lerngruppe nach und nach unwohler. Der Puls geht hoch und Flo kramt hektisch in den Unter-

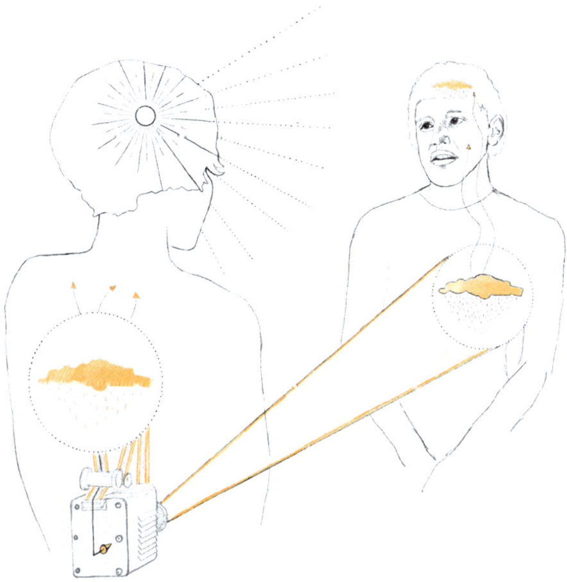

Abb. 5-1: Projektion. Im Bild soll die Sonne für erwünschtes/neutrales Erleben stehen, die Wolke für schwer auszuhaltende Gefühle. Die linke Person projiziert ihre schwer auszuhaltenden Gefühle auf die rechte Person und muss diese so selbst nicht mehr erleben.

lagen, fängt an, andere fahrig zu unterbrechen (*projektive Identifizierung*).

Ali hat sich unbewusst gegen sein leistungsorientiertes inneres Vater-Objekt gewehrt und die zugehörigen Gefühle zu Flo ausgelagert. Ali ist davon nun befreit, aber Flo wurde durch die subtile Beziehungsspannung dazu gebracht, sich mit dem auf sich projizierten Teil zu identifizieren und entsprechend zu handeln (*projektive Identifizierung*).

MERKE

Auch positive Gefühle können abgewehrt oder ausgelagert werden, wenn deren Erleben mit einem inneren Konflikt verbunden ist (König 1991, S. 40).

Das klingt vielleicht erstaunlich, zur Erklärung ein Beispiel: Wenn ein freudiges Verliebtheitsgefühl anflutet und dieses Gefühl dann auf die innere Überzeugung trifft: »Wer mich wirklich kennenlernt, wird mich verlassen«, dann ist es nicht unwahrscheinlich, dass das Verliebtheitsgefühl

- abgewehrt wird, z. B. durch Verleugnung, oder
- ausgelagert wird durch Projektion des Gefühls auf das Gegenüber.

Der Nachteil ist, dass damit auch der Kontakt zur eigenen Sehnsucht und zu eigenen Bedürfnissen abgeschnitten wird. Das Gegenüber hat dann zwar das Verbundenheitsgefühl, bleibt damit aber allein zurück.

Wie im Alltag, so kann auch die Therapeut:in zur Projektionsfläche werden. Wenn es gelingt, den entstehenden Prozess bewusst zu machen, wird dieser Vorgang für die Therapie nutzbar. Konkret wird es, wenn Therapeut:innen Emotionen im therapeutischen Prozess spüren, die sie als ihnen nicht zugehörig erleben. Das kann ein mögliches Anzeichen dafür sein, dass die Patient:in unbewusst unerwünschte Emotionen an die Therapeut:in weitergibt.

Die zu erkennenden Anzeichen beginnen meist subtil. Zum Beispiel bemerkt die Therapeut:in während eines Erstgesprächs, welches ihr normalerweise große Freude macht, dass sie nach fünfzehn Minuten fahrig wird und sich für irgendetwas im Ablauf entschuldigt. Das könnte ein Zeichen dafür sein, dass sie den Leistungsdruck der Patient:in spürt.

EXKURS Abgrenzung der Projektion von der Übertragung

Die Projektion ist nicht zu verwechseln mit der Übertragung (→ Kap. 4.2.1). Im Alltag werden diese Konzepte häufig identisch verwendet.

Die **Projektion** ist ein Abwehrmechanismus, bei dem es darum geht, schwer aushaltbare Emotionen abzugeben. Die **Übertragung** ist das Konzept für einen zwischenmenschlichen Prozess der bei jeder menschlichen Begegnung stattfindet.

Sowohl bei der Projektion als auch bei der Übertragung erlebt die Therapeut:in ein Gefühl, das sie von sich selbst aus vergleichbaren Situationen nicht kennt. Der Unterschied zur Projektion ist, dass bei der Übertragung sowohl Patient:in als auch Therapeut:in in das Gefühlsgeschehen involviert sind. Im Gegensatz dazu bekommt die Patient:in bei der Projektion nichts von dem ausgelagerten Gefühl mit, sie hat es unbewusst an die Therapeut:in abgegeben. Wie bei allen anderen Formen der Abwehr wird also bei der Projektion das belastende Gefühl vom Erleben der Patient:in ferngehalten. Bei der Projektion erlebt die Patient:in also das ausgelagerte Gefühl nicht mehr und bei der Übertragung erlebt sie Gefühle, die aus einer früheren Situation stammen – und das in einer Stärke, dass auch die Therapeutin involviert wird.

Um in der Therapie herauszufinden, ob es sich um eine Projektion oder um eine Übertragung handelt, ist es nötig, die Gefühlswelt und die Biografie der Patient:in weiter zu explorieren. Fragt die Therapeut:in nach dem Gefühl, welches sie irritiert, und die Patient:in erklärt, dieses Gefühl nicht wahrzunehmen, handelt es sich möglicherweise um eine *Projektion*. Stellt die Therapeut:in das erlebte Gefühl zur Verfügung und es passt stattdessen zu einer wichtigen Beziehung in der Vergangenheit, handelt es sich vermutlich um *Übertragung*. Diese Exploration sollte eine gemeinsame Erkundung sein.

5.2.2 Containment

Bion (1962 [1992]) beschreibt die projektive Identifizierung als ursprünglich wichtigen Vorgang für die Entwicklung des Kindes: Das Kind projiziert undifferenzierte, negative Gefühle (**beta-Elemente**) in ein Elternteil, welches diese zunächst bei sich hält und in verdauter, denkbarer Form (**alpha-Elemente**) an das Kind zurückgibt. So kann das Kind diese in sich integrieren. Das

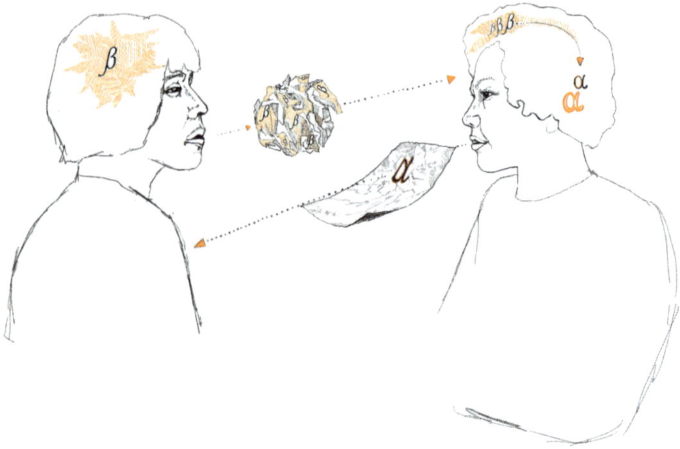

Abb. 5-2: Containment. Die Therapeut:in sollte sich bewusst sein, dass es eine wichtige Aufgabe ist, ein Container für unverdaute, unverarbeitete Erfahrungen und Empfindungen der Patient:in zu sein. Durch dieses Bewusstsein kann die Therapeut:in diese erkennen, benennen und halten. Halten heißt, die Emotionen des Gegenübers in sich wirken zu lassen, ohne sich verantwortlich zu fühlen und sich zu identifizieren. Das ist auch Grundlage für den Selbstschutz der Therapeut:in. Die beta-Elemente (Papierknäuel) der Patient:in sollte die Therapeut:in im Idealfall als alpha-Elemente (geglättetes Papier) in integrierbarer Form an die Patient:in zurückgeben. Diese beta-Elemente zu erkennen, die oft subtiler Natur sind, ist eine Herausforderung der stetigen Weiterbildung, Intervision und Supervision der Therapeut:in.

Elternteil wird in dieser Theorie als **Container** bezeichnet (Bauer 2019) (Abb. 5-2).

Ein Beispiel:

BEISPIEL Containment

Das Kind rutscht aus, fällt in eine Pfütze. Die Mutter sieht, dass die neue Jacke des Kindes sehr schmutzig geworden ist, und sie weiß, dass sie diese mit der Hand waschen muss.

Kein Containment – beta-Elemente des Kindes werden als beta-Elemente zurückgegeben

Das Kind schreit vor Schreck und weint, die Mutter benennt die Emotionen des Kindes nicht und wird selbst wütend und verzweifelt. Sie zeigt dem Kind ungefiltert ihre eigenen Emotionen: »Kaum geht man vor die Tür, fällst du in die Pfütze, schau dir mal deine Jacke an!«

Containment – beta-Elemente des Kindes werden als alpha-Elemente zurückgegeben

Das Kind schreit vor Schreck und weint, die Mutter benennt die Emotionen des Kindes und spiegelt dem Kind das ganze Geschehen: »Ach, Mensch, du bist rausgegangen und warst von dem Müllauto abgelenkt und schwups, war da die Pfütze. Da hast du dich ganz schön erschreckt, oder?«

5.2.3 Gespaltene vs. integrierte innere Objekte und Objektbeziehungen

Wie wir uns selbst und andere wahrnehmen, lernen wir früh im Leben. Unsere Eltern erklären uns die Welt und das Verhalten anderer Menschen. Wenn sie eine differenzierte Sicht auf sich selbst und ihre Umwelt haben, lernen auch wir, uns und andere differenziert zu sehen. Eine Person, die diese differenzierte innere Welt in der Kindheit aufbauen konnte, spricht vielleicht so: *»Meine Mutter hatte viel gearbeitet, war aber für mich da, war manchmal fröhlich, manchmal müde, manchmal super ärgerlich und böse, aber alles in allem hatten wir uns lieb.«* Die Mutter kann mit ihren positiven und negativen Eigenschaften als Ganzes erlebt werden (**integriertes inneres Objekt**).

Beschreiben die Eltern ein und dieselben Personen mal nur gut, dann wieder nur böse, entstehen bei ihren Kindern gleichermaßen **gespaltene Objekte**, d. h. es gelingt nicht, das Gegenüber gleichzeitig mit Stärken und Schwächen zu sehen. Nicht nur Objekte werden als absolut gut und ideal oder absolut böse und hassenswert erlebt, sondern auch das Selbst wird gespalten wahrgenommen: in einem Moment als nur gut, im nächsten abgrundtief böse.

Wenn das innere Objekt so gespalten ist, fällt es schwer, zu dem Gegenüber als Ganzes eine Haltung aufzubauen. Es existiert kein vollständiges inneres Bild des Gegenübers, sondern nur von jeweils einzelnen Teilen. Die eigene innere Haltung zum Gegenüber ist diffus, nicht greifbar. Eine solche Haltung könnte so klingen: *»Weiß ich nicht, was soll ich denn zu meiner Mutter sagen. Meine Mutter war viel weg, hat ihr eigenes Ding gemacht, irgendwas war immer los bei ihr. Wie ich heute zu ihr stehe, keine Ahnung.«* Wenn die Person über die Mutter spricht, kann man sich diese, im Gegensatz zum obigen Beispiel, kaum vorstellen, sie ist nicht greifbar.

MERKE

In der **Gegenübertragung** spürt das Gegenüber, ob in einer Person differenzierte innere Objekte angelegt sind. Das gibt Aufschluss darüber, welche Erwartungen eine Person an Beziehungen hat.

Damit hat das Übertragungs-/Gegenübertragungsgeschehen für die Therapeut:in diagnostischen Wert: Es bietet Einsicht, wie innere Objekte und Objektbeziehungen der Patient:in repräsentiert sein könnten (*gespalten, also einseitig erlebt, vs. integriert*). Auf das Übertragungsgeschehen zu achten ermöglicht der Therapeut:in auch, Gefühle wahrzunehmen, die nicht ausgesprochen werden.

Die Integration der inneren Objekte ist ein Lernprozess, bei dem es um den Wechsel einer inneren Position geht. In der unreifen Position wird die Beziehung mit dem Gegenüber lediglich von einer Position, einer Alles-oder-Nichts-Position bzw. Gut-versus-Böse-Position betrachtet und bewertet. Melanie Klein (1946 [2006]) benannte diese Reifungsstufe mit dem unintegrierten Standpunkt als **paranoid-schizoide Position**. Auf diese Stufe können Menschen auch immer wieder situativ zurückfallen, selbst wenn sie schon überwunden wurde. Dieses Zurückfallen geschieht unter innerem Stress und führt dazu, dass von einer Situation, einem Thema oder auch nur einzelnen Merkmalen auf die gesamte Person des Gegenübers geschlossen wird. Zum Beispiel »Querdenker sind die klügeren und sympathischeren Menschen« oder »Querdenker sind die dümmeren und unsympathischeren Menschen«.

Die reife Position der integrierten inneren Objekte heißt nach Melanie Klein **depressive Position**. Der Name rührt daher, dass es auch traurig machen kann, wenn man erkennt, dass zu einer Person sowohl gute als auch schlechte Eigenschaften gehören. Sie bedeutet einen Abschied von der Idealisierung der wichtigen Bezugsperson. Dieser Begriff hat nichts zu tun mit der »Depression« als klinischer Symptomatik. Stattdessen ist die Konnotation von »depressiv« hier eine positive, die verknüpft ist mit der reifen Fähigkeit, darüber zu trauern, dass die Idealisierung aufgegeben wird und Widersprüche ausgehalten werden können.

Empfohlene Literatur

Abel T (Hrsg) (2023). Neuere Entwicklungen in der Objektbeziehungspsychologie. In: Handbuch der psychoanalytischen Objektbeziehungstheorien. Gießen: Psychosozial-Verlag.

Bauer J (2019). Wie wir werden, wer wir sind: Die Entstehung des menschlichen Selbst durch Resonanz. München: Blessing Verlag.

Bion WR (1962 [1992]). Lernen durch Erfahrung. 9. Aufl. Frankfurt a. M.: Suhrkamp.

Fairbairn WRD (Hrsg) (1944 [2007]). Das Selbst und die inneren Objektbeziehungen. Gießen: Psychosozial-Verlag.

Fromm-Reichmann F (1959). Intensive Psychotherapie. Stuttgart: Hippokrates.

Kernberg O (2014). Liebe und Aggression. Stuttgart: Schattauer.

Klein M (Hrsg) (1946 [2006]). Bemerkungen über einige schizoide Mechanismen. In: Das Seelenleben des Kleinkindes und andere Beiträge zur Psychoanalyse. Stuttgart: Klett-Cotta.

König K (1991). Praxis der psychoanalytischen Therapie. Göttingen: Vandenhoeck & Ruprecht.

Mertens W (Hrsg) (2022). Handbuch psychoanalytischer Grundbegriffe. Stuttgart: Kohlhammer.

Weiss J (1993). How Psychotherapy Works: Process and Technique. New York, London: Guilford Press.

Winnicott DW (1960 [2018]). Ego distortion in terms of true and false self. In: The Person Who Is Me. New Jersey: Routledge; 7–22.

6 Säule IV: Selbstpsychologie (ab den 1970er-Jahren)

Vertreter: Heinz Kohut, Ernest S. Wolf

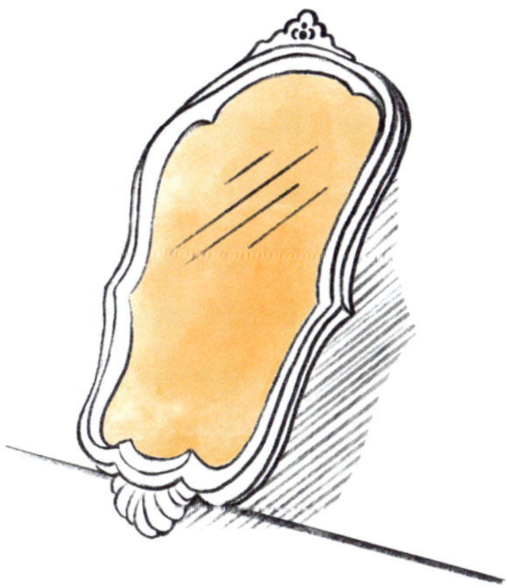

6.1 Zentrale Idee, auf die Therapie bezogen

Der Begründer der Selbstpsychologie ist Heinz Kohut (1913–1981). Er stellte bei seiner therapeutischen Arbeit fest, dass die bisherigen psychoanalytischen Behandlungsansätze ihm bei manchen Patient:innen nichts nützten. Immer wieder wurde ihm zurückgemeldet: »So helfen Sie mir nicht.« Heinz Kohut nahm diese Sätze ernst und zum Anlass seiner theoretischen Überlegungen, was er für deren Behandlung braucht. Er stellte fest, dass es sich um Patient:innen handelte, deren grundsätzliche Kommunikation für ihn irritierend war. Diese prinzipiellen Schwierigkeiten im Miteinander werden heute als **strukturelle Störungen** im dimensionalen Sinn beschrieben, d.h. mit unterschiedlicher Stärke der Ausprägung: von Persönlichkeitsakzentuierungen bis hin zu manifesten Persönlichkeitsstörungen.

Bei der Selbstpsychologie kommt, wie bei den anderen Strömungen, eine neue Perspektive ins Spiel. So wird beispielsweise in der Ich-Psychologie und der Objektbeziehungspsychologie der Fokus auf einzelne innere Strukturen (z.B. innere Objekte) gesetzt. In der Selbstpsychologie hingegen geht es nicht um die Verschiebung des Fokus, sondern, der Bildausschnitt wird vergrößert auf das **Selbst als Ganzes**.

Für die Definition des **Selbst** in diesem Kontext ist die Definition von C.G. Jung (1875–1961) hilfreich, obwohl er kein Vertreter der Selbstpsychologie war. Nach C.G. Jung (1951 [1992]) ist das Selbst »die vorhandene, jedoch nicht völlig erfaßbare Gesamtpersönlichkeit«. Also das Bewusste und das Unbewusste zusammen sowie die Gesamtheit der drei Instanzen Ich, Es, Über-Ich. Auch die Ich-Funktionen hängen mit dem Selbst zusammen. Wie stark die einzelnen Ich-Funktionen vorhanden sind, ist strukturgebend für das Selbst. Ein Schüler Kohuts, Ernest Wolf, spricht von dem Selbst als einer Metapher für die psychische Organisation eines Menschen (Wolf et al. 1996, S. 226).

Es geht also um die Betrachtung der inneren Welt als Ganzes und darum, wie sich dieses Gesamtbild anfühlt – für die Person selbst und ihr Gegenüber: Wirkt die Person stimmig und kohärent oder wechselhaft und verwirrend für sich und andere? Stellt sie sich selbst auf ein Podest oder stellt sie sich in den Schatten? Hat sie das Gefühl, die eigenen Gedanken und Gefühle den anderen nicht zumuten zu können? All diese Dinge sind dadurch beeinflusst, wie sich das Selbst über das Leben hinweg geformt hat.

Außerdem eröffnet die Selbstpsychologie die Möglichkeit, frühe Störungen in dieser Entwicklung behandelbar zu machen, indem sie theoretische Konzepte dafür findet, wie das Selbst gebildet wird. Störungen in der Entwicklung des Selbst zeigen sich im Erwachsenenalter in extremen Ausprägungen sowohl in der Selbstwahrnehmung und im Selbstwert als auch darin, wie mit der Außenwelt kommuniziert wird.

Diese Perspektive, dass die Art und Weise, wie wir unser Selbst wahrnehmen und erleben, zentral für die seelische Gesundheit ist, fehlte bisher.

MERKE

Ein **kohärentes, gesundes Selbst** bedeutet, ein Verständnis von sich selbst zu haben, das widersprüchliche, also sowohl positive, negative als auch neutrale Eigenschaften beinhaltet und dennoch aus ineinandergreifenden und aufeinander bezogenen Eigenschaften besteht.

Zu einem gesunden Selbst gehören Stabilität und Lebendigkeit sowie Flexibilität. Ein breites Spektrum an Gefühlen kann durchlebt werden, ohne dass sich das Selbst in seinen Grundfesten verändert. Wie sich ein kohärentes gegenüber einem wenig integrierten Selbst anfühlt, wird aus den Selbstbeschreibungen von Personen spürbar. Verdeutlicht werden soll dies in den Selbstbeschreibungen von Ali und Flo (→ Kap. 5.1.4):

Flo (kohärentes Selbst) »Wie ich mich im Studium fühle? Ich fühle mich im Studium mit meinen Kommiliton:innen sehr wohl. Ich weiß, dass ich inhaltlich was auf dem Kasten habe und auch ein sympathischer Mensch bin. Trotzdem bin ich grad noch ein bisschen schüchtern und komme auch nicht immer hinterher mit allem. Aber damit scheine ich auch nicht alleine zu sein.«

Ali (wenig integriertes Selbst) »Wie ich mich im Studium fühle? Keine Ahnung, mit mir persönlich hat das nichts zu tun. Ich habe ja schon vieles andere vorher gemacht, wie soll ich mich da schon fühlen, normal halt.«

6.2 Die wichtigen Begriffe anschaulich erklärt

(vertiefend s. Mertens 2022; Sandler et al. 2015)

6.2.1 Selbstobjekte und authentische Spiegelung

Die Selbstpsychologie geht davon aus, dass die Voraussetzung für die Entwicklung eines gesunden Selbst die **authentische Spiegelung** durch andere ist (Abb. 6-1). Wenn wir eine Person spiegeln, geben wir unserem Gegenüber verbal oder nonverbal Rückmeldung über dessen »So-Sein«. Diese Rückmeldungen werden als Wissen über das eigene Selbst in die innere Welt eingespeichert. Was in Interaktion mit Bezugspersonen über sich gelernt wird, kann in ein stabiles Selbst integriert werden. Durch die zwischenmenschliche Erfahrung von Anerkennung, Bestätigung, Zuwendung oder Bewunderung erfahren wir, dass wir in unserem Selbst-Sein gesehen werden. Der Selbstwert kann wachsen und stabilisiert sich.

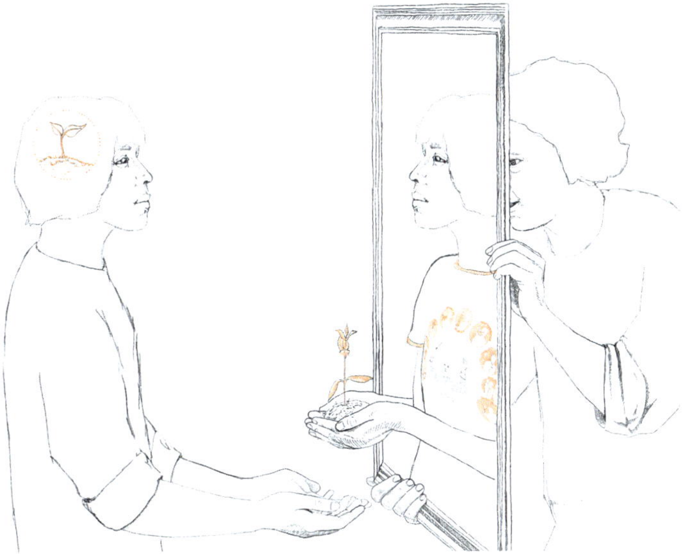

Abb. 6-1: Die Therapeut:in als Selbstobjekt. Ziel der Therapie ist nach selbstpsychologischer Auffassung, dass die Patient:in ein stimmiges, lebendiges Selbst entwickelt, welches auch bei Enttäuschung und Wegfall von Bestätigung stabil bleibt. Dafür erfüllt die Therapeut:in in der Therapie eine **Selbstobjektfunktion**. Aufgabe für die Therapeut:in ist, sich immer wieder in die **subjektive Erlebenswelt** der Patient:in einzufühlen, immer wieder neu zu erspüren und zu erkennen, welche Schlüsse die Patient:in innerlich aus dem Erleben ihrer äußeren Welt zieht. Die Therapeut:in spiegelt das Erleben und gibt der Patient:in Halt als Selbstobjekt. Das soll im ersten Schritt dazu führen, dass die Patient:in die selbststärkenden Funktionen (Keimling) der Therapeut:in nutzt und im weiteren Verlauf der Therapie diese Funktionen in sich aufbaut.

Deshalb besteht in der Entwicklung des Selbst das Bedürfnis nach **Selbstobjekten**. Es handelt sich dabei um das Bedürfnis, vom Gegenüber anerkannt, bewundert und bestätigt sowie in unserem Wunsch nach Stärke, Größe und Perfektion wohlwollend reguliert zu werden (Wöller 2022). Von Selbstobjekten wird in der Selbstpsychologie dann gesprochen, wenn das Gegenüber bei der Person ein Gefühl auslöst, durch das ein Bezug zum eigenen Selbst entsteht. Dadurch, dass das Gegenüber uns bewundert, anerkennt und bestätigt, bekommen wir ein Gefühl für unser Selbst-Sein und unseren Selbstwert. Diese Funktion können nicht nur Personen, sondern auch Objekte (Urkunden, Sammlungen, Zeugnisse etc.) und Leidenschaften (Hobbys, Sportvereine etc.) erfüllen.

Genauso können nicht nur positive zwischenmenschliche Prozesse, wie die authentische Spiegelung, den Selbstwert stabilisieren, sondern auch die Auslagerung von Gefühlen, die dem Selbstwert schaden.

MERKE

Aus selbstpsychologischer Sicht entstehen Symptome dann, wenn im Leben von Patient:innen frustrierende oder verwirrende Erfahrungen gemacht wurden in Bezug auf das Bedürfnis, durch nahe Bezugspersonen gespiegelt zu werden.

Mangelndes authentisches Einlassen auf das Kind kann dazu führen, dass selbststabilisierende Funktionen nur eingeschränkt entwickelt werden und im späteren Leben nicht ausreichend vorhanden sind. Fehlen diese Funktionen, müssen andere Menschen sie erfüllen, beispielsweise indem sie immer wieder Bestätigung geben. Das kann dazu führen, dass es als Gefahr wahrgenommen wird, enge Beziehungen einzugehen, da ein Ende der Beziehungen auch immer die potenzielle Gefahr eines Wegfalls dieser Funktionen bedeutet. Das eigene Selbst wird mithilfe anderer Personen wie in einem Puzzle zusammengesetzt. Die **Fragmentierungsgefahr** beschreibt die Gefahr, dass durch den Wegfall von anderen Personen ein Puzzleteil fehlt und das Selbst nicht mehr vollständig, sondern fragmentiert ist.

Das folgende, inhaltlich übernommene Beispiel aus Mertens (1997, S. 86 f.) verdeutlicht diese Situation:

FALLBEISPIEL

Eine Patientin sieht sich nicht in der Lage, Beziehungen zu Partnern auf Augenhöhe einzugehen, weil echte Nähe eine Fragmentierungsgefahr für ihr Selbst darstellt. Dient der Partner als Selbstobjekt für die Spiegelung der Wertigkeit der Patientin, ohne dass sie entsprechende eigene psychische Werkzeuge (Ich-Funktionen) für die Aufrechterhaltung des Selbstwerts besitzt, besteht in dem potenziellen Wegfall des Partners eine immense Gefahr für das fragile Selbst. Ein stabiles, stimmiges Selbst hingegen kann ein vollständigeres Spektrum der Gefühle in einer engen Beziehung zu Menschen ertragen, ohne Verluste des Selbst(werts). Mertens sagt: »Um lieben zu können, leidenschaftliche und sinnlich aufregende Emotionen erleben zu können, bedarf es eines starken Selbst, das intensive Gefühle in sich aufnehmen kann, das Sehnsucht, Entbehrung und Zurückweisung ertragen kann, ohne in Verzweiflung und Wut abzustürzen.« (Mertens 1997, S. 87)

Die Therapeut:in unterstützt die Patient:in beim Weben des inneren Auffangnetzes, sodass diese sich am Ende sowohl selbst halten als sich auch Unterstützung in ihrem Umfeld suchen kann. Das heißt, die Therapie soll die Patient:in dazu befähigen, in ihrem weiteren Umfeld ihre Beziehungen dazu zu nutzen, das Bedürfnis nach Verstandenwerden und Spiegelung zu befriedigen.

Ein Beispiel für die Übernahme der Selbstobjektfunktion (→ Abb. 6-1) in der Therapie:

FALLBEISPIEL Ali (Fortsetzung)

Ali mit den psychosomatischen Rückenschmerzen (→Kap. 5.1.4) kommt zu einer selbstpsychologisch orientierten Therapeutin, die für ihn die Selbstobjektfunktion übernimmt und ihn empathisch spiegelt: »Wenn Sie so erzählen, habe ich das Gefühl, dass Sie sehr viele Dinge tun. Das ist sehr beeindruckend und gleichzeitig stelle ich mir das auch ganz schön anstrengend vor. Möchten Sie mir dazu mehr erzählen?«

Damit übernimmt die Therapeutin eine wichtige Selbstobjektfunktion, indem sie Wertigkeit und Selbstfürsorge spiegelt. Bleibt Ali in der Therapie, kann es ihm Schritt für Schritt gelingen, diese Aspekte in das eigene Selbst zu integrieren und er ist nicht mehr auf die Spiegelung durch die Therapeutin angewiesen.

6.2.2 Regression

Im Folgenden beschreiben wir den Regressionsbegriff der Selbstpsychologie.

Fühlt sich die Patient:in von der Therapeut:in im eigenen Selbst akzeptiert und ausreichend sicher aufgehoben, gerät sie in Kontakt mit sonst unterdrückten Bedürfnissen, die im eigenen Leben viel zu wenig befriedigt wurden. Es sind Bedürfnisse, die im Zusammenhang mit der Bestätigung des eigenen So-Seins und Handelns stehen, auf der man ein Selbst aufbauen kann. Das Überwältigtwerden mit dieser früheren Bedürftigkeit wird als Regression im therapeutischen Prozess bezeichnet.

Mit anderen Worten: Es trauen sich Bedürfnisse hervor, wenn wir als Menschen beginnen, zu wittern, dass eine innere Wende möglich ist. Wenn eine Ahnung entsteht, dass Linderung oder Heilung innerer Wunden möglich wird. Wie ein verletztes Tier, das sich hervorwagt. Die therapeutische Entscheidung liegt dann darin, ob es um ein Trösten oder Begrenzen des verletzten Anteils geht, je nachdem, ob Aggression oder Verletztheit und Trauer sich im Kontakt zeigen. Dieser Möglichkeitsraum, dieses Hervorwagen der Bedürfnisse entsteht zunächst exemplarisch im geschützten Bereich der Therapie und kann dann erweitert werden für alle Beziehungen mit der Außenwelt.

6.2.3 Narzissmus

Umgangssprachlich verstehen wir unter narzisstischen Personen selbstverliebte Menschen, die sich für wertvoller als andere Menschen ansehen. Vielleicht stellen wir uns eine Person vor, die sich offen abschätzig gegenüber anderen verhält, stets nur an sich denkt und nichts für andere tut. Dieses Bild deckt sich aber nicht mit dem psychoanalytischen Verständnis.

MERKE

In der Narzissmustheorie von Heinz Kohut (1973) geht es um eine frühe tiefe Wunde im Selbstwertgefühl, eine massive emotionale Mangelerfahrung, die eine Person unbewusst dazu veranlasst, bedenkliche Strategien zur Stabilisierung des Selbst zu nutzen.

Eine narzisstisch geprägte Person kann sehr wohl auch hilfsbereit und freundlich sein und positive Dinge über andere Personen sagen. Allerdings verfolgt jedes Verhalten das Ziel, den eigenen Selbstwert zu stärken und das eigene Selbst zu stabilisieren. Diese Behelfsstrategie geht damit einher, dass das Gegenüber abgewertet und instrumentalisiert wird. Denn es geht nicht mehr darum, im zwischenmenschlichen Kontakt zu sein und die andere Person wirklich wahrzunehmen, sondern sie für die eigenen Zwecke zu benutzen.

EXKURS Narzissmus in der Therapie

Kohut unterscheidet verschiedene therapeutische Phasen zur Behandlung narzisstisch verletzter Personen (Jungclaussen 2018, S. 120 ff.).

In der Therapie geht es zunächst um die Initiierung eines selbstwertstabilisierenden und selbstwertnährenden Prozesses. Zu Therapiebeginn bringt die Patient:in das erlernte, unbewusste Gefühl mit, dass von dem Gegenüber eigentlich nichts Gutes kommen kann. Trotzdem fühlt die Patient:in eine minimale Chance, eine Sehnsucht nach Kontakt und Hilfe, aber eben auch die große Hemmung, Beziehungen aufzubauen. Diese Hemmung kann sehr unterschiedlich ausfallen, hat aber immer den vorbeugenden Sinn, nicht wieder enttäuscht, gekränkt oder verletzt zu werden. Die therapeutische Aufgabe ist es nun, dem aktuellen Erleben der Patient:in möglichst nahe zu kommen, sie von innen heraus zu verstehen. Damit soll eine steckengebliebene Entwicklung wieder in Gang gebracht werden. So hat die Patient:in die Chance, mit den eigenen verleugneten Bedürfnissen an die damalige Bezugsperson in Kontakt zu kommen. Das bietet die Aussicht, wieder lebendiger zu werden.

Die Erwartungen an die Therapeut:in, an das neue Selbstobjekt, werden fühlbar und führen in der nächsten Phase der Therapie zu einem unausweichlichen Konflikt: Jetzt wird die Therapeut:in tatsächlich gebraucht, um das Selbst zu nähren, wobei gleichzeitig die Gefahr wächst, verletzt zu werden. Die nun anstehende Krise muss gemeistert werden. Weil die Therapeut:in unweigerlich nicht alle Selbstobjektbedürfnisse wird befriedigen können, kommt es zur Krise. Dies kann dazu führen, dass sich die Symptomatik verschlechtert. Um die Krise zu meistern, ist es notwendig, dass die Patient:in selbst die Stärkung des Selbst über-

nimmt, eine Funktion, die vorher die Therapeutin erfüllt hat. Dafür muss diese Funktion bewusst gemacht werden: das Spiegeln, Verstehen, Halt geben etc. Nur dann kann die Patient:in die eigene Wunde verstehen und die stärkenden Funktionen der Therapeut:in nun in sich selbst aufbauen und langsam von der Therapeut:in unabhängig werden. Dieser Prozess, die Selbstobjektfunktionen in sich selbst aufzubauen, ist nicht einfach. Denn mit jedem Kontakt zu einem unbefriedigten Bedürfnis entsteht bei der Patient:in die Frustration darüber, die Lücke selbst schließen zu müssen.
Dies zu begleiten ist therapeutische Aufgabe. Es geht jedoch nicht darum, von Selbstobjekten völlig unabhängig zu werden, sondern im Gegenteil: Je reifer die Patient:in wird, desto selbstständiger wird sie darin, sich in ihrem Umfeld ihre bestätigenden, spiegelnden Selbstobjekterfahrungen zu suchen, und zu einem gesunden Egoismus finden. Eine reife Form der Gegenseitigkeit kann entstehen.

EXKURS Übertragungsprozesse in der Selbstpsychologie
Die Selbstpsychologie geht von der Annahme aus, dass Patient:innen unbewusst immer den Wunsch an die Therapeut:in herantragen, positive Selbstobjektfunktion zu übernehmen, also z. B. zu validieren und zu bestärken, um den Selbstwert aufzubauen und zu schützen. Sogar hinter der Projektion und der Abwehr negativer Anteile steht der Wunsch nach Selbstobjekten. Beim selbstpsychologischen Ansatz würde die Therapeut:in in jedem Fall überlegen, wie sie auf die positiven oder negativen übertragenen Gefühle empathisch reagieren kann. Die Selbstpsychologie betont also die subjektiven Gefühle und Wahrnehmungen der Patient:in.
Im Unterschied zur Selbstpsychologie wird bei der objektbeziehungspsychologischen Konzeption das Übertragungs-/Gegenübertragungsgeschehen stärker für Interventionen genutzt.

Gegenübertragungsgefühle werden im Rahmen des laufenden Beziehungsgeschehens angesprochen und herausgestellt und damit für das gemeinsame Verstehen und Lösen von inneren Konflikten genutzt. Im Gegensatz dazu werden Gegenübertragungsgefühle in der Selbstpsychologie als Bedürfnis nach authentischer Spiegelung und Gesehenwerden interpretiert. Aus selbstpsychologischer Perspektive ist es Aufgabe der Therapeut:in, diesem Bedürfnis erst einmal nachzugehen.
Welches Vorgehen angemessen ist, entscheidet sich anhand der Reaktion der Patient:in. Diese Erfahrung machte auch Heinz Kohut, der in seinen Behandlungen merkte, wie die Objektbeziehungspsychologie bei manchen Patient:innen an ihre Grenzen stößt: Kohut hatte in seinen Sitzungen bemerkt, dass, sobald er Übertragungsgeschehen für eine narzisstisch verletzte Patient:in deutete, die Person vor seinen Augen auseinanderzufallen schien. Sie machte ihm regelmäßig den Vorwurf, er sei nicht mehr bei ihr, er entferne sich, indem er theoretisiere, damit könnte sie nichts anfangen. So verstand Kohut, dass diesen Patient:innen gemeinsam war, dass sie in ihrem narzisstischen Selbst eine erhebliche Unterversorgung in der frühen Kindheit erlebt hatten und deren wichtigstes Bedürfnis im Hier und Jetzt nun war, dass sie gesehen, verstanden und gefühlt werden wollten. Sofern das nicht geschah, sondern der Therapeut auf eine Metaebene des Verstehens wechselte, zerfiel ihre eigene Präsenz in ein fragmentiertes Selbst. Diese Patient:innen brauchten die Übertragungsarbeit nicht im Sinne der Deutung und gemeinsamen Exploration, sondern Übertragung im Sinne eines neuen Aufbaus von Ich-Funktionen im Hier und Jetzt. Kohut verstand: Durch Einfühlung musste ein kohärentes Selbst erst einmal entstehen. Und Kohut nannte diese dringend benötigte Erfahrung die **Selbstobjekterfahrung**, dass jemand das eigene Selbst stärkt, stabilisiert, nährt. Erst dann kann eine Hinwendung zu anderen Menschen stattfinden. Das heißt, dass diese

Patientengruppe erst einmal eine ausreichende Basis an Selbstobjekterfahrung braucht. Ein therapeutischer Fokus auf das konkrete Übertragungs-/Gegenübertragungsgeschehen wirkt eher mit gegenteiligem Effekt.

Ein Beispiel: Der Therapeut versucht eine Deutung, dass er die Patientin sehr wütend erlebt und ob das nicht im Zusammenhang mit den früheren Erfahrungen stehen könnte, die sie mit ihrem Vater gemacht hat. Die Patientin antwortet: *»Warum reden Sie denn jetzt von sich und von meinem Vater, es geht doch hier um mich?«* Dabei fällt sie in sich zusammen vor Enttäuschung über das Desinteresse des Therapeuten an ihr. Nach alter Schule hätte der Therapeut jetzt die Deutung versucht, besser zu erklären. Nach Kohuts therapeutischer Konzeption, dass es um Selbstobjekterfahrung für die Patientin geht, würde der Therapeut jetzt vielleicht sagen: *»Ja, das stimmt, verzeihen Sie, da war ich wohl nicht ganz bei Ihnen. Sie waren gerade dabei, mich an Ihrem Ärger über xy teilhaben zu lassen, wie war das genau?«*

Empfohlene Literatur

Jung CG (1951 [1992]). Gesammelte Werke. Band 9/2. 8. Aufl. Olten: Walter.

Jungclaussen I (2018). Handbuch Psychotherapie-Antrag. Stuttgart: Schattauer.

Kohut H (1973). Narzissmus. Eine Theorie der psychoanalytischen Behandlung narzisstischer Persönlichkeitsstörungen. Frankfurt a. M.: Suhrkamp.

Kohut H (1975). Die Zukunft der Psychoanalyse. Frankfurt a. M.: Suhrkamp.

Mertens W (1997). Psychoanalyse. Geschichte und Methoden. München: Beck.

Mertens W (Hrsg) (2022). Handbuch psychoanalytischer Grundbegriffe. Stuttgart: Kohlhammer.

Sandler J, Dare C, Holder A (2015). Die Grundbegriffe der psychoanalytischen Therapie. Stuttgart: Klett-Cotta.

Wolf ES, Milch W, Hilke I (1996). Theorie und Praxis der psychoanalytischen Selbstpsychologie. Frankfurt a. M.: Suhrkamp.
Wöller W (2022). Psychodynamische Psychotherapie. Lehrbuch der ressourcenorientierten Praxis. Stuttgart: Schattauer.

7 Säule V: Konzept Mentalisieren (ab Ende der 1990er-Jahre)

Vertreter:innen: Peter Fonagy, György Gergely, Mary Target, Ulrich Schultz-Venrath

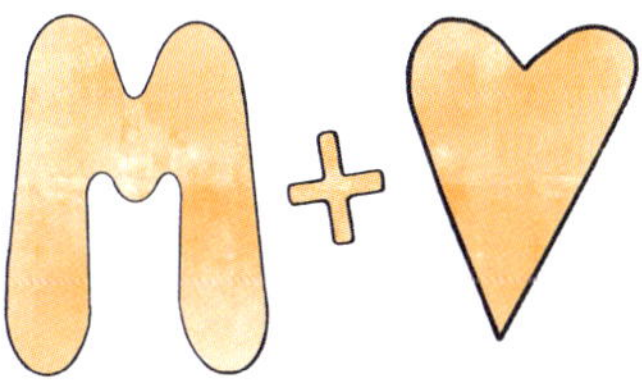

7.1 Zentrale Idee, auf die Therapie bezogen

Jede theoretische Strömung innerhalb der Psychoanalyse entsteht aus einer Entdeckung von grundlegenden innerpsychischen oder zwischenmenschlichen Phänomenen, welche dann für die Weiterentwicklung der Psychotherapie genutzt werden können. In ihrem Mentalisierungskonzept greifen Target und Fonagy (1996) zentrale psychoanalytische Konzepte aus der Trieb-Psychologie, der Ich-Psychologie sowie der Objektbeziehungspsychologie auf, um **Denkprozesse** zu beleuchten (eine gute Einführung z. B. bei Taubner 2016). So verläuft die Selbstentwicklung und die Fähigkeit zum Mentalisieren in fünf Stufen.

Dabei existieren fünf Denkmodi in der Entwicklung des Mentalisierens, die im Folgenden beschrieben werden:

1. physischer Akteur (zeitgleich mit sozialem Akteur)
2. sozialer Akteur (zeitgleich mit physischem Akteur)
3. teleologischer Akteur
4. intentionaler Akteur
5. mentalisierender Akteur

Physischer und sozialer Akteur In den ersten beiden Stufen (physischer und sozialer Akteur) **bis zum neunten Lebensmonat** spielt die markierte **Affektspiegelung** (z. B. Ammensprache) eine entscheidende Rolle. Das geschieht, indem die Bindungsperson (s. Bindungstheorie, Bowlby 2008) durch eine feinfühlige Einstimmung (attunement) die inneren Zustände des Säuglings wahrnimmt, verdaut und modifiziert widerspiegelt. Dabei ist Containment (→ Kap. 5.2.2) Voraussetzung, dass ein Kind Mentalisieren erlernen kann: Durch die Anerkennung der Innenwelt des Kindes in einer leicht veränderten, beruhigenden Art (Markieren) lernt das Kind, zwischen Innen- und Außenwelt zu unterscheiden, und baut durch diese Beruhigung eine Bindung auf (Urvertrauen, epistemisches Vertrauen). Außerdem lernt das Kind damit seine Emotionen zu regulieren.

Formen von misslingender Affektspiegelung wären z. B., wenn

- der Säugling einen Affekt gespiegelt bekommt, der nicht dem eigentlichen Affekt des Säuglings entspricht, sondern einer durch die Emotionen der Bezugsperson verzerrten Version.
- der Säugling ohne Containment den Affekt der Bezugsperson als seinen übernimmt.
- Affektspiegelung ausbleibt, die eigenen Gefühle dann für den Säugling undifferenziert bleiben und er ohne Spiegelung seine Affekte als gefährlich deutet.

Teleologischer Akteur In der dritten Stufe (teleologischer Akteur) **ab dem neunten Lebensmonat bis zum zweiten Lebensjahr** beginnt für den Säugling/das Kleinkind ein neues Verstehen des Selbst, seiner Umwelt und neue Verhaltensweisen etablieren sich: Blickverfolgung, Nachahmen, soziale Rückversicherung, um eigene Handlungen zu steuern. Nun kann der Säugling Mittel-zum-Zweck-Verhaltensweisen zielgerichtet ausführen. Er wird zum »Kontingenzentdecker«, was wichtig ist für die Ich-Konstitution: »Wenn ich lächle, wird zurückgelächelt. Wenn ich strample, kann ich machen, dass Mama/Papa kommt« usw. Das entspricht »teleologischen« Mittel-Zweck-Erkenntnissen, woraus sich der teleologische Modus ergibt: Wenn ich A tue, geschieht B.

Intentionaler Akteur In der vierten Stufe (intentionaler Akteur) **im dritten bis vierten Lebensjahr** beginnt das Kleinkind, anderen Personen Intentionen wie z.B. Wünsche und Gefühle zuzuschreiben. Ein Modus der psychischen **»Äquivalenz«** entsteht. Eigene Gedanken werden als äquivalent zur äußeren Welt erlebt (z.B. Monster unter dem Bett), die äußere Welt wird im **»Als-ob-Modus«** spielerisch erlebbar (z.B. Kuchenbacken im Sandkasten).

Mentalisierender Akteur In der fünften Stufe (mentalisierender Akteur) **ab dem fünften Lebensjahr** beginnt das Kind unter normalen Bedingungen den Äquivalenz- und den Als-ob-Modus des Denkens zu integrieren. Das Kind kann zunächst verstehen, dass Menschen unterschiedliche Gefühle haben können, und im nächsten Entwicklungsschritt versteht es, dass Menschen unterschiedlich denken können und das Denken sich deutlich vom eigenen Denken unterscheiden kann.

Um Mentalisieren erlernen zu können, brauchen Kinder einen »sicheren Hafen«. Dann können sie sogenanntes **epistemisches**

Vertrauen entwickeln. Ein Vertrauen darauf, dass Personen aus der eigenen Umgebung eine gute und sichere Informationsquelle sind (Sperber et al. 2010). Im Falle gut gelernten Mentalisierens lässt die mentalisierende Person mehr Zweifel zu im Hinblick auf die Motive und Gefühle des Gegenübers. Sie weiß, dass die eigenen Vorannahmen auch falsch sein können. In der Situation entsteht ein Vorteil des Zweifels (benefit of the doubt), welcher dem Gegenüber mehr Freiheit einräumt und ihr ein eigenständigeres psychisches Erleben zugesteht, welches unabhängig ist von dem der eigenen Person.

Je nachdem, wie gut Mentalisieren erlernt wurde, können Kinder als spätere Erwachsene ihrerseits dann auf ihre eigenen Kinder reagieren.

Am Beispiel einer Eltern-Kind-Interaktion soll der komplexe Vorgang des Mentalisierens beim Elternteil entwicklungspsychologisch erklärt werden.

BEISPIEL

Es ist spät, ein Elternteil ist mit dem Kind allein in der Zu-Bett-Geh-Situation und das Kind brüllt das Elternteil gereizt und wütend an: »Du bist doof!«

- **Nicht gelungenes Mentalisieren – Reaktion des Elternteils:** Das Elternteil kann den Affekt nicht zuordnen, bezieht ihn auf sich, fühlt sich von der Wut des Kindes bedroht und reagiert selbst wütend und ablehnend. Das Elternteil reguliert damit nicht die Beziehung und den Affekt des Kindes, sondern gerät selbst in eine Notsituation.
- **Gelungenes Mentalisieren – Reaktion des Elternteils:** Das Elternteil denkt, dass es ja auch schon spät ist, das Kind lange in der Kita war, erinnert sich, dass der Erzieher berichtet hatte, dass das Kind mittags nicht schlafen konnte. Nun entsteht Mitgefühl, das Elternteil kann über die eigene erste Kränkung hinweg das Kind halten und trösten. Damit ordnet das Eltern-

teil den Affekt des Kindes korrekt zu, reguliert die Beziehung, den Affekt des Kindes, und kann selbst bald zur Ruhe kommen. Und im Sinne des Selbstverstehens kann es denken, dass die Situation gerade sehr anstrengend ist, es aber jetzt für das Kind da sein muss, um dann selbst bald zur Ruhe zu kommen.

Beim Untersuchen von Mentalisieren im Therapieprozess stellten Behandler:innen fest, dass das Mentalisieren bei den meisten psychischen Erkrankungen maßgeblich beeinträchtigt ist. Somit ist das Befähigen zum Mentalisieren essenziell für die Möglichkeit der Linderung psychischer Symptome (Luyten et al. 2020). Mentalisieren nachzulernen und einzuüben bedeutet, dass systematisch größere Möglichkeitsräume und mehr innere Freiheit geschaffen werden. Die veränderten inneren Bilder erlauben ganz neue Sichtweisen von altem und neuem Erleben. Entsprechend kann sich dann auch das eigene Verhalten und das des Gegenübers verändern.

In der Psychotherapie werden, um die Patient:innen beim Mentalisieren zu unterstützen, verschiedene prä-mentalisierende Denkmodi im Erwachsenenalter unterschieden, die nicht gelingendes Mentalisieren beschreiben (Schultz-Venrath 2021, Taubner 2016). Diese entsprechen zum Teil den kindlichen prämentalisierenden Denkmodi in der Entwicklung und werden im Folgenden erklärt.

7.2 Die wichtigen Begriffe anschaulich erklärt

(vertiefend s. Schultz-Venrath 2021; Taubner 2016)

7.2.1 Mentalisieren

Mentalisieren beschreibt die menschliche Kompetenz, sich auf Gedanken, Gefühle und Bedürfnisse **von sich selbst als auch von anderen** zu beziehen und dies in den aktuellen **Zusammenhang zum erlebten Verhalten** zu setzen. Die Mentalisierungsfähigkeit beeinflusst die Gestaltung der sozialen Beziehungen, das Selbstwertgefühl und ist damit ein Schlüsselfaktor für Resilienz.

7.2.2 Die prä-mentalisierenden Denkmodi

Die prä-mentalisierenden Denkmodi beschreiben Zustände oder Stufen, die in der Entwicklung zum gelingenden Mentalisieren durchlaufen werden. In diesen Stufen ist die Fähigkeit zum Mentalisieren noch nicht vollständig ausgeprägt. Wenn biografisch nur karge Entwicklungsbedingungen herrschen, können Menschen auf prä-mentalisierenden Stufen verharren. Herrschen bessere Bedingungen, unter denen Mentalisieren gut erreicht werden kann, gehört es jedoch auch zum Normalfall, dass unter Stress auf prä-mentalisierende Zustände zurückgefallen wird. Diese zu erkennen und zum Mentalisieren zurückzufinden, ist Aufgabe der Therapeut:in, nicht nur in der Einzel-Psychotherapie, sondern auch in der Paartherapie (Rottländer 2020), der Gruppentherapie (Schultz-Venrath und Felsberger 2016) und der Elternberatung (z.B. Volkert et al. 2019).

7.2.3 Körper-Modus – nur der Körper spricht

Der Körper-Modus (Schultz-Venrath 2021) ist der erste prä-mentalisierende Modus, welcher Menschen zur Verfügung steht. Mit der Geburt teilen Säuglinge innere Spannungszustände über Schreie mit, da sie noch keine verbalen Mittel zur Verfügung haben. Verbleiben Erwachsene im Körper-Modus des Prä-Mentalisierens oder fallen unter Stress in diesen zurück, reagieren sie mit körperlichen Symptomen, oft auch hypochondrisch.

BEISPIEL

Statt zu bemerken, dass die Person Angst hat, sich zu binden, weil sie befürchtet, dann vereinnahmt zu werden, fühlt sie ein immer stärker werdendes, unspezifisches körperliches »Unwohlsein«, je enger die Beziehung wird, und kann dieses sprachlich mit keinem seelischen Empfinden in Verbindung bringen. **Der Körper spricht für die Person.** In der Gruppen- und Einzeltherapie können Mitpatient:innen bzw. Therapeut:innen, die den Zusammenhang zwischen dem erlebten körperlichen Unwohlsein und einer dahinterstehenden Angst kennen, die betroffene Person spiegeln und so die notwendige Verknüpfung für sie herstellen. Dann kann die Person über die Brücke der Sprache verstehen, was sie bewegt. Dafür ist der therapeutische Rahmen wichtig, denn hier ist es der Person möglich, die mit der körperlichen Reaktion verknüpften Gefühle, wie z. B. Ängste, Scham, Schuld und/oder Ohnmacht, auszuhalten.

7.2.4 Teleologischer Modus – allein die Außenwelt zählt

Im Säuglingsalter ist das Überleben von einer funktionierenden Umwelt abhängig. Nur die Außenwelt kann die eigenen inneren Spannungszustände regulieren. So entsteht zunächst eine Außenorientierung im Kontakt mit Menschen. Von äußeren Umständen wird auf das eigene innere Erleben geschlossen. **Die Außenwelt dominiert.** Verbleiben Erwachsene im teleologischen Modus des Prä-Mentalisierens oder fallen unter Stress in diesen zurück, denken sie, dass das Verhalten des Gegenübers sowohl die aktuelle Situation als auch das eigene Erleben erklärt und bestimmt (Abb. 7-1). Die eigenen vorhandenen inneren Zustände haben im teleologischen Modus nichts mit der Situation und dem eigenen Verhalten zu tun.

BEISPIEL Beispiel aus der amerikanischen Serie »Gilmore Girls« (Staffel 5, Folge 9)

Emily Gilmore ist gerade im Stress ihrer Ehestreitigkeiten in einem prä-mentalisierenden Zustand, konkret: im teleologischen Modus. Das wird in dem Moment sichtbar, als sie ihrer erwachsenen Tochter Lorelei erklärt, warum sie sich nicht auf versöhnende Gespräche mit dem von ihr noch geliebten Ehemann einlassen will.

Mutter Emily: »Wir waren auf einer Veranstaltung und alle unsere Freunde waren da und er hat sich geweigert, mir die Butter zu reichen. Die Butter stand direkt vor ihm, doch ihm ist nicht eingefallen, sie mir rüberzureichen.«

Die Tochter steht nicht unter diesem Stress und kann mentalisierend durch eine Frage an die Mutter deren Mentalisieren anregen: »Und deshalb denkst du, dass er ohne dich leben will?«

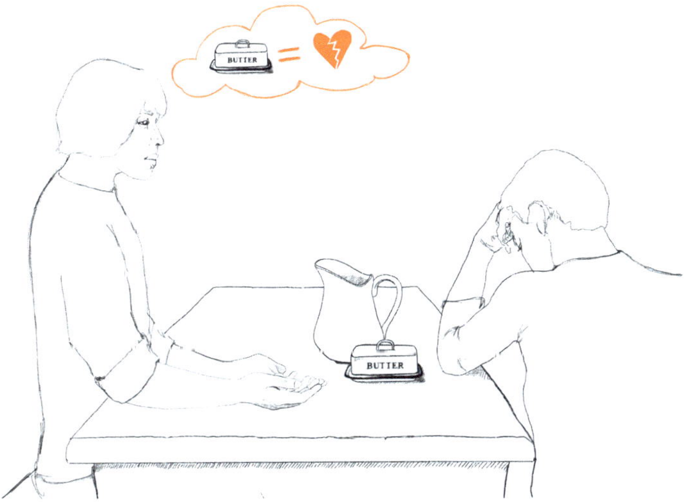

Abb. 7-1: Teleologischer Modus. Die linke Person erklärt sich das eigene Erleben, den eigenen Herzschmerz, den sie fühlt, durch das Verhalten der rechten Person, die ihr nicht die Butter reicht. Das Verhalten der rechten Person ist allerdings gar nicht durch mangelnde Liebesgefühle motiviert.

Therapeut:innen können bei diesem Modus unter Druck geraten, da Patient:innen im teleologischen Modus ständig konkretes Verhalten erwarten, um das situative Geschehen verstehen zu können: »Wenn Sie mir wirklich helfen wollten, dann würde Sie jetzt …«

7.2.5 Äquivalenz-Modus – allein die Innenwelt zählt

Im Kleinkindalter steht die Unterscheidung von innerer und äußerer Welt noch nicht fest. In dieser Stufe der mentalen Entwicklung erklären sich Kleinkinder die äußere Welt über eigene innere Zustände. Verbleiben Erwachsene im Äquivalenz-Modus des Prä-Mentalisierens oder fallen unter Stress in diesen zurück, gelingt es nicht, zu erkennen, dass eigenes inneres Erleben von der äußeren Welt unabhängig sein kann. **Die Innenwelt dominiert.** Für die Handlungen des Gegenübers zählen die eigene innere Überzeugung und das eigene Gefühl als einzige Erklärung (Abb. 7-2).

Rottländer (2020, S. 57) verweist darauf, dass selbst Menschen, die im Allgemeinen angemessen mentalisieren können, in engen Beziehungen in den Äquivalenz-Modus zurückfallen. Zum Beispiel: Ein Patient macht seiner Partnerin Vorwürfe, obwohl deren Verhalten keinen Anlass für einen Betrug oder

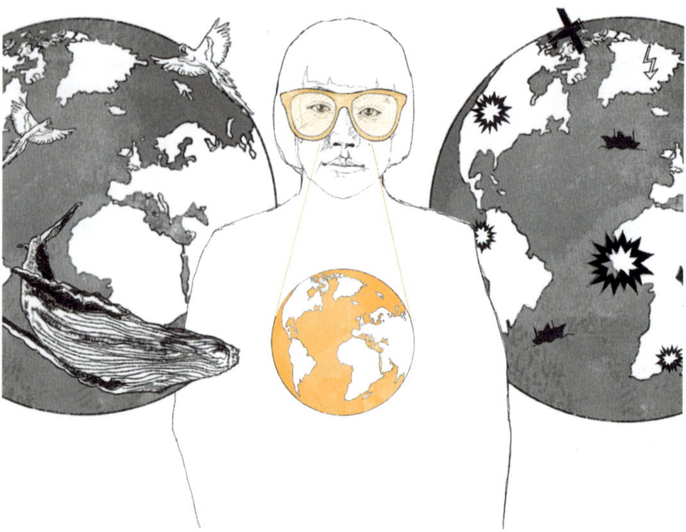

Abb. 7-2: Äquivalenz-Modus. Die Person nimmt ein konkretes Gefühl aus der eigenen inneren Welt und interpretiert damit starr die Außenwelt. Konkrete Geschehnisse/Informationen aus der Außenwelt werden nicht für die eigene Interpretation akzeptiert und herangezogen.

Seitensprung bietet: »Ich weiß, dass Du Dich mit anderen Männern triffst und mit ihnen rummachst.«

Therapeut:innen können auch bei diesem Modus unter Druck geraten, da die Patient:innen überzeugt sind, dass die eigene Wahrnehmung der Wahrheit entspricht. Es können nur noch schwer alternative Gefühle, die durch die Therapeut:in geäußert werden, angenommen werden: »Ich weiß, dass Sie jetzt von mir abwertend denken. Aber Sie sagen es mir nicht, weil Sie ja Therapeutin sind.«

7.2.6 Als-ob-Modus – Sprechen ohne Fühlen

Im Kleinkindalter erobern Kinder die Welt im »Als-ob-Spiel«. Gefahren werden durchlebt, Schlachten geschlagen, ohne innerlich in emotionale Gefahr zu geraten. Auch in diesem Modus wird die äußere Welt noch von der inneren getrennt gehalten. Verbleiben Erwachsene im Als-ob-Modus (pretend mode) des Prä-Mentalisierens oder fallen unter Stress in diesen zurück, gelingt es ihnen nicht, die innere Welt mit der äußeren Welt zusammenzubringen (Abb. 7-3). Das eigene Sprechen kann nicht mit dem eigenen Fühlen gekoppelt werden. **Die Aussagen wirken kontaktlos und hängen in der Luft.**

BEISPIEL

»Wissen Sie, die Beziehung zu meiner Partnerin ist eigentlich gut. Wir haben auch schon viel an unserer Kommunikationsfähigkeit gearbeitet. Ich habe so eine Tendenz, nicht in Ich-Botschaften zu sprechen. Sie auch. Vielleicht liegt das an unseren Elternhäusern. Wie so vieles ja an den Eltern liegt. An und für sich waren meine Eltern ja gut, es gab halt viel Streit. Aber als sie sich dann getrennt haben, habe ich darunter wohl gelitten und

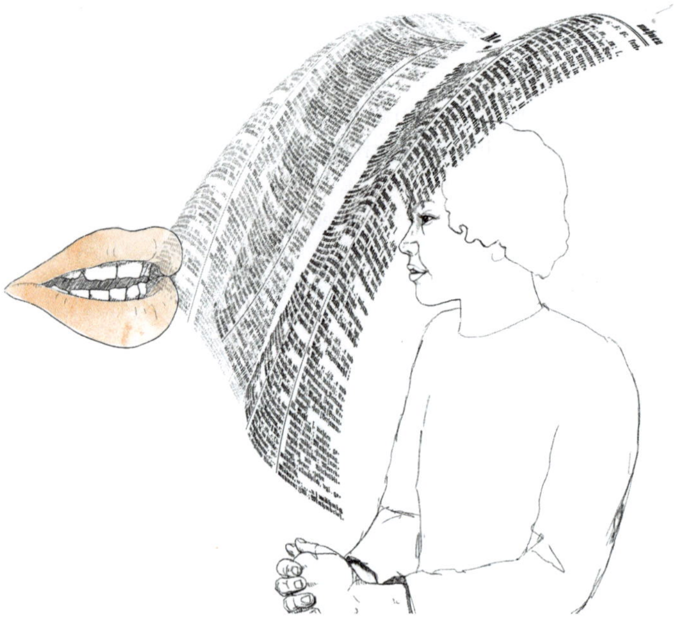

Abb. 7-3: Als-ob-Modus. Die rechte Person lauscht einer ausführlichen Erzählung über die Situation einer linken Person. Die Worte hängen aber buchstäblich in der Luft, weil kein Gefühl von echter zwischenmenschlicher Begegnung entsteht und die rechte Person die erzählende Person nicht greifen kann.

> es kann natürlich sein, dass ich jetzt in meiner Ehe davon etwas wiederhole, also gewissermaßen aus Nachahmung die Krise erlebe. Wobei es bei uns nicht um Trennung geht, es sind halt so ein paar Spannungen da. Wie kommen wir da am besten raus.« (aus Rottländer 2020, S. 57)

Oberflächlich erscheint die oben stehende Erzählung wie ein förderliches Therapiegespräch, da viele Fachworte genannt werden. Tatsächlich wurden während der Erzählung keine Gefühle mitgeteilt oder gar mit den Fachworten verbunden. Die Therapeut:in kann sich unter diesen Bedingungen nicht einfühlen, damit kann kein gemeinsamer Verstehensprozess entstehen.

Therapeut:innen können auch bei diesem Modus unter Druck geraten, selbst in den Als-ob-Modus einzusteigen. Dann würde sich eine »Als-ob-Therapie« fortsetzen, in der die Therapeut:in mit der Patient:in zusammen über Ursachen und Umstände der Schwierigkeiten plaudert. Vor dieser Gefahr kann die Gegenübertragungsanalyse schützen. Wenn sich bei der Erzählung der Patient:in zunehmend Leere und Langeweile einstellen, ein Gefühl der Kontaktlosigkeit und des sinnlosen Palaverns, dann ist die Aufgabe der Therapeut:in, den Kontakt zu den vermiedenen Gefühlen wieder zu fördern, z. B. durch ein Erfragen des Kontaktes: »Sind wir überhaupt noch im Gespräch?«

7.3 Mentalisieren und psychotherapeutische Kompetenz

Gelingendes Mentalisieren bedeutet, eine Haltung der Feinfühligkeit und des »Nicht-Wissens« im Miteinander einzunehmen (Allen et al. 2011). Es geht darum, das Gegenüber mit seinen Gedanken und Gefühlen durch Fragen und Erspüren wirklich erfassen zu wollen. Geschieht dies im wechselseitigen Prozess, entstehen Vertrauen und Sicherheit in der Beziehung, Lebendigkeit und Resonanz. Die Haltung des Nicht-Wissens einzunehmen ist in der Regel nicht leicht, weil eigene Vorannahmen und Emotionen den Weg zu dieser Haltung erschweren.

Genau wie in der Bindungstheorie, welche die Bindung zwischen Kind und dessen primärer Bezugsperson beschreibt, sollten Therapeut:innen (genau wie Eltern mit ihren Kindern oder

Partner:innen untereinander) lernen, die mentalen Zustände ihrer Patient:innen zu erkennen und angemessen darauf zu reagieren. So schaffen sie die Basis für eine sichere Bindung in der therapeutischen Arbeit. Sie ermöglichen der Patient:in, selbst Mentalisieren zu lernen, und das bedeutet, neben den Wünschen der eigenen Umgebung (Partner:in, Eltern, Kinder) auch die eigenen Bedürfnisse zu erkennen und zu formulieren.

Gleichzeitig haben Psychotherapeut:innen die Aufgabe, ihre eigene Mentalisierungsfähigkeit zu verbessern, im Sinne der therapeutischen Effektivität (für einen Überblick zu Mentalisierung und psychotherapeutischer Kompetenz s. Tauber 2016, S. 143 ff.).

Um Mentalisieren im therapeutischen Prozess zu fördern, sind verschiedene Interventionen hilfreich:

- **Die Therapeut:in übt sich selbst im Mentalisieren.** Sie arbeitet in einer feinfühligen Haltung des »Nicht-Wissens« und bietet der Patient:in dadurch einen **sicheren Hafen**. Die Patient:in merkt, dass es um ein Kennenlernen und Erspüren geht, nicht um ein Bewerten, Belehren, Beurteilen.
- Die Therapeut:in achtet sensibel auf das **Erregungsniveau** der Patient:in. Steigt es zu stark an, sollte erst einmal beruhigt, z. B. validiert werden, um Mentalisieren wieder zu ermöglichen.
- Befindet sich die Patient:in in einem **prä-mentalisierenden Zustand**, sollte der konkrete prä-mentalisierende Modus erkannt und adressiert werden, um Mentalisieren wieder zu ermöglichen.

Weitere Interventionen finden sich z. B. bei Allen et al. (2011, S. 201 ff.) im Rahmen der **Mentalisierungsbasierten Therapie (MBT)**. Die MBT ist eine der jüngsten psychodynamischen Therapien und wurde für Patient:innen mit schweren Problemen in der Affektregulation entwickelt, zunächst für Borderline-Persönlichkeitsstörungen (Bateman und Fonagy 1999). Inzwischen findet sie bei vielen psychischen Störungen Anwendung. Sie ist entwickelt für die Erwachsenenbehandlung, die Behandlung von Kindern und Jugendlichen, in der Paartherapie und in Gruppen. Basis der MBT ist der Aufbau einer stabilen Bindungsbeziehung zwischen Patient:in und Behandler:in, innerhalb derer sich Schritt für Schritt, von Augenblick zu Augenblick auf konkrete mentale Prozesse der Patient:in konzentriert werden kann. Dabei nimmt die Therapeut:in eine Reihe von Grundhaltungen ein und nutzt spezifische Basistechniken, um das subjektive Erleben der Patient:in zu validieren, Angriffe auf das Arbeitsbündnis zügig zu reparieren, nicht-mentalisierende Prozesse zu erkennen und Mentalisieren zu fördern. Dabei benennt sie eigene Gefühle (Gegenübertragung), wenn dies nützlich ist für die Mentalisierungsprozesse der Patient:in. Die Beschreibung der Therapie findet sich ausführlich bei den Begründern der MBT (Allen et al. 2011; Bateman und Fonagy 2015) und im kurzen Überblick bei Taubner (2016, S. 148 ff.).

Um bereits Kindern das elterliche Umfeld zu stärken, sind Elterntrainingsprogramme entwickelt worden. In Deutschland wird zurzeit das Leuchtturm-Elternprogramm als mentalisierungsbasiertes Programm für Eltern mit psychischen Belastungen validiert (Volkert et al. 2019).

Empfohlene Literatur

Allen JG, Fonagy P, Bateman A (2011). Mentalisieren in der psychotherapeutischen Praxis. Stuttgart: Klett-Cotta.

Bateman A, Fonagy P (1999). Effectiveness of partial hospitalization in the treatment of borderline personality disorder: a randomized controlled trial. Am J Psychiatry 156(10): 1563–1569.

Bateman A, Fonagy P (Hrsg) (2015). Handbuch Mentalisieren. Gießen: Psychosozial-Verlag.

Bowlby J (2008). Bindung als sichere Basis. Grundlagen und Anwendung der Bindungstheorie. München: Ernst Reinhardt.

Fonagy P, Gergely G, Jurist EL, Target M (2002). Affect regulation, mentalization and the development of the self. London: Karnac.

Fonagy P, Gergely G, Jurist EL, Target M (2015). Affektregulierung, Mentalisierung und die Entwicklung des Selbst. Stuttgart: Klett-Cotta.

Luyten P, Campbell C, Allison E, Fonagy P (2020). The mentalizing approach to psychopathology: State of the art and future directions. Annu Rev Clin Psychol 16: 297–325.

Rottländer P (2020). Mentalisieren mit Paaren. Stuttgart: Klett-Cotta.

Schultz-Venrath U (2013). Lehrbuch Mentalisieren. Stuttgart: Klett-Cotta.

Schultz-Venrath U (2021). Mentalisieren des Körpers. Stuttgart: Klett-Cotta.

Schultz-Venrath U, Felsberger H (2016). Mentalisieren in Gruppen. Stuttgart: Klett-Cotta.

Sperber D, Clément F, Heintz C, Mascaro O, Mercier H, Origgi G, Wilson D (2010). Epistemic vigilance. Mind & Language 25: 359–393.

Target M, Fonagy P (1996). Playing with reality: II. The development of psychic reality from a theoretical perspective. Int J Psychoanal 77: 459–479.

Taubner S (2016). Konzept Mentalisieren. Eine Einführung in Forschung und Praxis. Gießen: Psychosozial-Verlag.

Volkert J, Georg A, Hauschild S, Herpertz S, Neukel C, Byrne G, Taubner S (2019). Bindungskompetenzen psychisch kranker Eltern stärken: Adaptation und Pilottestung des mentalisierungsbasierten Leuchtturm-Elternprogramms. Prax Kinderpsychol Kinderpsychiatr 68(1): 27–42.

Teil II

8 Störungsmodelle

Um die Behandlung gut planen zu können, werden diagnostisch mindestens drei Störungsmodelle unterschieden. Dafür werden Hypothesen gebildet, wo die Quelle des Leids sitzen könnte.

Konfliktpathologie Hier geht es um unbewusste innere Bedürfnisse, die in Konflikt zueinander stehen und deren Fernhaltung vom Bewusstsein inzwischen eine erhebliche Symptomatik hervorgerufen hat. Diese Symptomatik wurde oft über viele Jahre gefestigt, also systematisch gelernt (Mentzos 2009, S. 40). Die Verhaltenstherapie wird vor allem die »Endstrecke« der Störung, also die hervorgerufene Symptomatik, adressieren. Der Zusammenhang der Symptome zum Denken, Fühlen und Tun wird in konkreten Situationen erforscht und mittels Selbstmanagement-Techniken verändert, um eine Symptomreduktion zu erzielen.

Strukturpathologie Hier geht es um Einschränkungen der Ich-Funktionen, um zu wenige gelernte Fertigkeiten in der Realitätsprüfung, um Impuls- und Frustrationskontrolle, also um Fertigkeiten, die mit der generellen Einordnung von Situationen und dem eigenen Wirken darin verknüpft sind. Die Verhaltenstherapie adressiert z. B. in Programmen der Dialektisch-Behavioralen Therapie (DBT) ebenfalls ein Fertigkeitentraining.

Traumapathologie Hier geht es um Einschränkungen in der Bewältigung des Alltagslebens, sobald Ereignisse oder Informationen (Trigger) an eigene unverarbeitete Traumata erinnern. Die Verhaltenstherapie nutzt ebenfalls die Traumatherapieansätze der analytischen Psychotherapie (vor allem Luise Reddemann; z.B. Reddemann und Dehner-Rau 2008).

Je nachdem, welche Problematik vorliegt, wird die Behandlung entsprechend geplant. Hier wird es um die Behandlung eines Störungsbildes gehen, das dem Störungsmodell der Konfliktpathologie zugeordnet werden kann.

> MERKE **Analytische Psychotherapie, Tiefenpsychologische Psychotherapie, Systemische Therapie, Verhaltenstherapie**
> Alle Therapierichtungen betrachten, was die aktuelle Symptomatik mit dem gesamten Leben der Person zu tun hat. Nur der Schwerpunkt der Behandlung wird bei der Verhaltenstherapie beim Symptomgeschehen liegen, bei der analytischen Psychotherapie bei unbewussten Prozessen, welche die Symptomatik aufrechterhalten und sich im Übertragungsgeschehen zeigen, die Tiefenpsychologie wird sich in der Mitte bewegen und die Systemische Therapie wird die Interaktionsmuster direkt im System behandeln (Hauten 2021, S. 99).

Empfohlene Literatur

Hauten L (2021). Tiefenpsychologische Psychotherapie (TP). Stuttgart: Klett-Cotta.

König K (1991). Praxis der psychoanalytischen Therapie. Göttingen: Vandenhoeck & Ruprecht.

Mentzos S (2009). Lehrbuch der Psychodynamik: Die Funktion der Dysfunktionalität psychischer Störungen. Göttingen: Vandenhoeck & Ruprecht.

Reddemann L, Dehner-Rau C (2008). Trauma: Folgen erkennen, überwinden und an ihnen wachsen; ein Übungsbuch für Körper und Seele. Stuttgart: Thieme.

Rudolf G (2013). Strukturbezogene Psychotherapie: Leitfaden zur psychodynamischen Therapie struktureller Störungen. Stuttgart: Schattauer.

Rudolf G (2018). Psychodynamische Psychotherapie: Die Arbeit an Konflikt, Struktur und Trauma. Stuttgart. Klett-Cotta.

Wöller W, Kruse J (2014). Tiefenpsychologisch fundierte Psychotherapie: Basisbuch und Praxisleitfaden. Stuttgart: Schattauer.

9 Frau Kimm – Fallbericht einer analytischen Psychotherapie

Im diesem Teil dieses Buches geht es darum, die folgenden Konzepte in die Praxis zu übertragen:

Triebtheorie	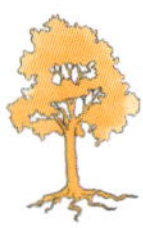
Ich-Psychologie	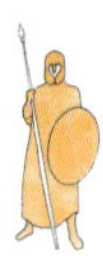
Objektbeziehungspsychologie	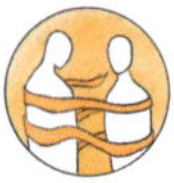
Selbstpsychologie	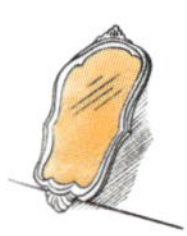
Konzept Mentalisieren	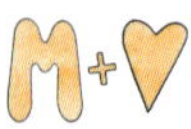

Dies soll anhand eines Fallberichts von Frau Kimm gelingen. Frau Kimm ist eine Kunstfigur. Die Beschreibungen sind gefüttert durch Begegnungen aus dem Therapieraum und dem Alltagskontext. Es ist also möglich, dass man sich in ihnen wiederfindet – nicht nur möglich, sondern auch wünschenswert, denn so gelingt es vielleicht, die zwischenmenschliche Arbeit in der analytischen Psychotherapie noch besser nachvollziehen zu können. Der Bericht soll zeigen, was das Begleiten einer Patientin in der Psychoanalyse von Anfang bis Ende bedeutet. Dabei wird immer wieder aus drei Perspektiven erzählt:

- aus der Perspektive von Frau Kimm, der Patientin
- aus der Perspektive von Frau Mohn, der Therapeutin
- aus der Perspektive der Falldokumentation, die in der Psychotherapie üblich ist

Die Falldokumentation besteht vor dem Beginn der eigentlichen Therapie aus einem anonymisierten Bericht für die Gutachter:in. Dieser Bericht besteht aus drei Teilen:

1. Symptomatik
2. Biografie mit Hypothesen zur Krankheitsentstehung (Psychodynamik)
3. Diagnose, Therapieplanung und Prognose

Ab der Bewilligung der Therapie besteht die Falldokumentation aus den fortlaufenden Stundenprotokollen der Therapeutin Frau Mohn.

Insgesamt geht es darum, ein stimmiges, kohärentes Bild der Patientin als Person für die Leser:innen zu malen. Darüber hinaus sollen anhand der Therapiebeschreibung Themen aufgegriffen werden, die Knotenpunkte für die Therapie darstellten. An diesen Knoten war es insbesondere wichtig, die für die analytische Psychotherapie bezeichnende Arbeitsweise und therapeutische Haltung zu nutzen. Wären diese nicht zum Einsatz gekommen, wäre die Therapie vermutlich an ihre Grenzen geraten. Der Verlauf des Fallberichts von Frau Kimm eignet sich deshalb dafür, den besonderen Wert der psychoanalytischen

Herangehensweise hervorzuheben. Als Orientierung dienen die Symbole aus der **Wolke**.[3] So kann beim Lesen erkannt werden, welche psychoanalytische Theorie therapeutisch bedacht oder umgesetzt wurde.

Aber nun stellen sich die Protagonistinnen dieser fiktiven Psychoanalyse erst einmal vor.

Frau Kimm, Patientin Frau Kimm ist 30 Jahre alt und spricht gerne von sich selbst als Stadtkind. In der Großstadt mit dem guten Verkehrsnetz, vielen Einkaufsgelegenheiten und Kaffees wohnt sie schon, seit ihre Mutter mit ihr zurück zu Frau Kimms Vater gezogen ist. Frau Kimm mag es, von ihrem pulsierenden Leben in der Großstadt zu erzählen, aber eigentlich gibt es auch viel Einsamkeit dort. Sie lebt in einer Wohngemeinschaft mit einer Zahnarzthelferin. Die beiden haben die Türen meist geschlossen, das Zusammenleben ist höflich-distanziert und Frau Kimm wünscht sich oft eher eine Katze als Gesellschaft als eine Mitbewohnerin. Frau Kimm lernte ihre aktuelle Partnerin über eine Online-Dating-Plattform kennen. Die beiden gehen leidenschaftlich gern ins Kino um die Ecke. Frau Kimm hasst es, wenn Filme nicht in der Originalsprache gezeigt werden, und liebt Filme mit ungewöhnlicher Kameraführung. Auch die Atmosphäre im Kino mag Frau Kimm, das Licht, das langsam gedimmt wird, bevor die Vorstellung losgeht. Sie hat die Ausbildung zur Mediengestalterin vor einem Jahr abgeschlossen. Im Moment muss sie viel Zeit damit verbringen, Stellenausschreibungen zu lesen und sich auf diese zu bewerben. Mit Ausnahme der Partne-

3 Zur Erinnerung: Am Anfang des Buches (→ Kap. 1.3) gibt es eine Übersichtsgrafik (→ Abb. 1-1), die jeder der Theorien ein Symbol in der dargestellten Wolke zuordnet, sodass nun im Fallbericht nachvollziehbar ist, wo die psychoanalytischen Theorien in der Praxis genutzt werden.

rin möchte sie im Moment am liebsten mit niemandem sprechen. Frau Kimm fühlt sich erschöpft und erwischt sich in der letzten Zeit immer öfter bei dem Wunsch, dass auch im eigenen Leben jemand das Licht etwas dimmen würde. Wie im Kino, dann würden alle nicht mehr so genau sehen können, was Frau Kimm macht, wie sie scheitert, wie sie arbeitslos wird, wie sie es immer wieder versucht und nichts gelingt. Der Partnerin konnte Frau Kimm sich anvertrauen, mit all der Angst, sich immer weiter zu isolieren. Frau Kimm kennt psychische Probleme schon seit dem Ende der Pubertät und hat auch Erfahrung mit Psychotherapie. Wochenlang hatte Frau Kimm probiert, Psychotherapeut:innen zu kontaktieren. An einem Nachmittag ruft sie doch noch einmal bei der 116117 an und bekommt schließlich einen Termin bei Frau Mohn. Guter Name, findet Frau Kimm.

Frau Mohn, Therapeutin Frau Mohn ist Mitte fünfzig und hat ihre Praxis schon lange in Frau Kimms Stadt. Sie selbst wohnt etwas außerhalb, ihre Kinder sind erwachsen. Frau Mohn fährt immer eine halbe Stunde mit der Bahn zur Arbeit. Diese Zeit liebt sie. Innerlich frei werden, nennt sie das immer. Eigene Bedürfnisse stillen, dazu gehört ein heißer Kaffee mit Hafermilch und ein Podcast auf der Fahrt. Dann ist die Seele frei für neue Eindrücke.

9.1 Fallbeschreibung

Die nachfolgenden Informationen hat Frau Mohn über Frau Kimm vor dem Beginn der Therapie:

DOKUMENTATION IM ANONYMISIERTEN BERICHT
Die Patientin ist zum Zeitpunkt des Erstgesprächs 30 Jahre alt und arbeitssuchend. Den ersten stationären Aufenthalt (schwere depressive Episode) hatte die Patientin im Alter von 19 Jahren. Dann schloss sich eine tiefenpsychologisch fundierte Psychotherapie an. Nach einem Jahr beendete die Patientin die Therapie vorzeitig aufgrund eines Umzugs in eine andere Stadt. Einige Jahre später war sie erneut in stationärer Behandlung (mittelgradige depressive Episode, soziale Phobie, somatoforme Störung). Es folgte über drei Jahre hinweg eine ambulante Verhaltenstherapie.

Frau Kimm: Frau Kimm steht am überfüllten Bahnsteig und wartet auf die Bahn. Es ist viel los um sie herum und sie schaut auf die eigenen Schuhe hinunter: Es sind die teuren, für die sie zu viel Geld ausgegeben hat. Und die trotzdem ein bisschen drücken. ›Psychoanalytikerin ... wie Frau Mohn wohl so aussieht?‹, denkt Frau Kimm. Die letzte Therapie war verhaltenstherapeutisch. Das weiß Frau Kimm jetzt, weil Frau Mohn am Telefon danach gefragt hat. Im Internet hat Frau Kimm sich informiert über die Unterschiede zwischen den Schulen. Aber da wird sie noch einmal genau nachfragen müssen, denn so wirklich hilfreich hatte Frau Kimm das nicht gefunden, was da stand. Bei dem Gedanken kommt bei Frau Kimm die Sorge hoch: ›Was, wenn Frau Mohn sich dadurch irgendwie ausgefragt und beleidigt fühlt? Sie könnte ja denken, dass ich skeptisch bin.‹ Als sie in die Bahn steigt, kommt ihr der Gedanke: ›Lieber gewinne ich Frau Mohn erst mal für mich, bevor ich zu viel nachfrage.‹

›Psychotherapie ...‹, denkt Frau Kimm in der Bahn, ›sicher wird es viel um meine Eltern gehen. Wenn meine Mutter das wüsste, würde die sicher gleich wieder hysterisch werden. Jammern, dass man ihr die Schuld geben wolle für alles, womit es mir nicht gut geht ... Tja, und Papa, der hat schon letztes Mal gar nichts gesagt, als ich meinte, dass ich eine Therapie mache. Da habe ich mich gefragt, ob er überhaupt weiß, was das ist, Psychotherapie.‹

In diesem Moment fragt jemand, ob Frau Kimm die Tasche wegnehmen könne. Erschrocken nimmt sie die Tasche vom Sitz und lächelt schnell, um zu verhindern, dass die Person schlecht über sie denkt.

Jetzt steht Frau Kimm vor Frau Mohns Klingelschild. Sie strafft die Schultern, fängt schon mal an zu lächeln und tätigt die Klingel. Bevor Frau Mohn überhaupt damit fertig ist, Frau Kimm über die Sprechanlage nach oben zu bitten, platzt Frau Kimm heraus: »Wohin?« Frau Mohn setzt am Apparat neu an und bittet sie in den vierten Stock.

Frau Mohn öffnet die Tür. Sie wirkt dynamisch und hat ein einladendes Lächeln, ist einen guten Kopf kleiner als Frau Kimm und trägt eine sportliche Brille. Frau Kimm findet, Frau Mohn sieht jünger aus als auf dem Foto, aber Mitte 50 passt trotzdem. Frau Kimm findet, man sieht Frau Mohn ihren hetero-normativen Lebensstil sofort an: ›Die Klamotten sind halt klassisch Schwiegermutter, kreuzfahrtmäßig, dezent und teuer.‹ Frau Kimm war vorangestürmt, nun schiebt sich Frau Mohn im Flur an ihr vorbei, um vorauszugehen. Dabei sagt sie zu Frau Kimm, dass es das falsche Zimmer sei, das richtige wäre das auf der rechten Seite. Sofort, als sie reinkommt, sieht Frau Kimm die Couch. Der Raum ist einladend und im Vergleich zur Klinik irgendwie viel mehr wie ein Wohnzimmer. Frau Mohn bittet Frau Kimm, erst einmal auf dem linken der beiden schwarzen Sessel Platz zu nehmen. Frau Kimm geht mit großen Schritten erleichtert an der Couch vorbei, setzt sich hin, atmet dabei hörbar aus und strahlt Frau Mohn an. Frau Kimm strafft die Schultern, überkreuzt betont schwungvoll die Beine und sagt: »Und nun?« Frau Mohn schmunzelt.

Frau Mohn: Frau Mohn ist auf dem Weg zur Tür. Heute wird ein langer Tag. Fünf Patient:innen, dann noch Supervision und kurz einkaufen. ›Jetzt erst einmal Frau Kimm kennenlernen‹, denkt sie und ist gespannt. Sie freut sich auf Patient:innen, die schon eine Verhaltenstherapie gemacht haben. Weil diese Patient:innen mit einem gewissen Training kommen, die eigenen Gefühle und Gedanken in Worte zu bringen. Von Frau Kimm weiß Frau Mohn bisher, dass es um die aktuellen Schwierigkeiten geht, einen Job zu finden, also zu Vorstellungsgesprächen zu gehen, und dass die Patientin aus den bisherigen Therapien die Diagnosen Depression, soziale Phobie und somatoforme Störung mitbringt.

›Wer da wohl gleich durch die Tür spaziert?‹, denkt Frau Mohn und erinnert sich, was für unterschiedliche **Übertragungsgefühle** sie bei den gleichen Diagnosen im Erstgespräch schon entwickelt hat. Frau Mohn fühlt sich frei für den neuen Menschen in ihrer Praxis und ist neugierig. Sie öffnet die Tür. Es stürmt eine lächelnde Frau in die Praxis, stellt sich vor und rennt an Frau Mohn vorbei. Frau Mohn findet den ersten Kontakt immer faszinierend und versucht, sich viel aus der ersten Szene zu merken. Als beide Platz genommen haben, lässt Frau Mohn Frau Kimm noch einmal auf sich wirken. Frau Mohn hatte die teuer aussehenden schicken schwarzen Lackschuhe nicht vermutet, genauso wenig die auffallende moderne Sonnenbrille im platinblonden Haar und die mit Strass besetzte Jeansjacke. ›Das Styling ist beeindruckend, aber sieht auch nach Arbeit aus. Klamottenstil ist sehr persönlich und gerade deshalb interessiert mich auch die Kleidung meiner Patient:innen. So kann ich Hypothesen bilden: Was ist Frau Frau Kimm wichtig, wofür möchte sie stehen oder nicht stehen? Die Kleidung kann möglicherweise auch ein Hinweis für das Befinden am aktuellen Tag sein. Bei mir ist das jedenfalls so‹, denkt Frau Mohn und fühlt fast selbst schon ein wenig Anstrengung, die dieses Styling vielleicht auch für die Patientin bedeuten muss.

Später dokumentiert Frau Mohn ihren ersten Eindruck von der Patientin im Fallbericht:

DOKUMENTATION FÜR DEN ANONYMISIERTEN BERICHT

Auffälligkeiten bei der Kontaktaufnahme, der Interaktion und bezüglich des Erscheinungsbildes

Die Patientin wird als große, kräftige Person vorstellig und wirkt unsicher im Erstkontakt. Diese Unsicherheit zeichnet sich in einem betont forsch und dennoch freundlich zugewandten Auftreten ab. Dabei wirkt die Patientin kontrolliert und angestrengt. Die Patientin scheint Selbstsicherheit und Souveränität ausstrahlen zu wollen und die äußere Erscheinung wirkt mit Bedacht gewählt. Mimik, Gestik und Bewegungen wirken kontrolliert, die durchgängig sehr aufrechte Sitzhaltung fällt auf. Hin und wieder rutscht der Patientin eine fast kindliche Mimik heraus.

HINWEIS

Der nächste Abschnitt im Bericht ist eine Besonderheit der psychoanalytischen Psychotherapien. Es handelt sich um die Beschreibung von Gefühlen der Therapeutin, die im ersten Kontakt mit Frau Kimm ausgelöst werden.
Diese Gefühle sind Teil des **Übertragungs-/Gegenübertragungsgeschehens**. Das verhaltenstherapeutische Konzept überspringt diesen Teil und geht zum nächsten Abschnitt, zur Beschreibung der Lebensgeschichte, über.

Im therapeutischen Kontakt entsteht beim Gegenüber das Gefühl, die Patientin sei schwer greifbar. Irritation kommt auf durch den Eindruck einer »Als-ob-Persönlichkeit«. Gleichzeitig löst der Kontakt mit der Patientin ein zuwendendes Mitgefühl aus, dann teilweise Ärger über »so viel Show«.

Frau Kimm: Frau Mohn fragt, nachdem es ein kurzes Gespräch über die Anfahrt gegeben hat, was Frau Kimm heute zu ihr führe. Manchmal wundert sich Frau Kimm, dass die Gespräche in der Therapie wirklich so ablaufen wie im Film. Etwas hektisch beginnt sie zu sprechen, sie will Frau Mohn nicht zu lange warten lassen und berichtet von den Symptomen. Zuerst von den psychischen, denn das will Frau Mohn ja hören, vermutet Frau Kimm.

»Na ja, also angefangen hat das schon vor sieben Jahren. Da habe ich das erste Mal gemerkt, dass ich eigentlich ständig im Kopf damit beschäftigt bin, was andere von mir denken. Die Sorge, dass die anderen aggressiv auf mich reagieren könnten, ging dann irgendwann so weit, dass ich einfach nicht mehr unter Menschen wollte. Auch nirgendwo anrufen oder so. Das war immer der totale Stress für mich. Und mein Körper hat das auch gemerkt. Bis heute habe ich Schmerzen, wechselnd, überall.« Hier fragt Frau Mohn kurz nach, wo die Schmerzen vor allem auftreten würden. Frau Mohn bittet Frau Kimm dann, weiterzuerzählen.

Frau Kimm denkt an die Zeit zu Beginn ihrer Verhaltenstherapie vor sieben Jahren zurück und erzählt: »Ja. Dann ging wirklich eine Zeit lang gar nichts mehr. Damals hatte sich auch meine damalige Freundin von mir getrennt und bei der Arbeit sollte ich weniger Stunden machen. Ich hatte dann keine Unterstützung mehr und hab mich völlig zurückgezogen. Die Angst war zu groß, dass ich, wenn ich unter Menschen bin, etwas Peinliches tun könnte, kritisiert werde. Deshalb habe ich alle sozialen Situationen vermieden.« Frau Kimm erinnert sich, in welchem Zustand sie damals war: »Sie müssen sich das vorstellen, Frau Mohn. Zu Beginn der Verhaltenstherapie bin ich noch mit einer Jacke über dem Kopf, sodass mein Gesicht verdeckt war, von einer Freundin zur Sitzung gebracht worden. So ein Therapiebesuch war die größte Herausforderung. Inzwischen habe ich eine Ausbildung zur Mediengestalterin abgeschlossen. Ich habe gelernt, Vertrauen zu wagen, und habe sogar Prüfungen absolviert. Na ja, jetzt bin ich hier, wie sie sehen, Frau Mohn. Schon ein ganzes Stück weiter.«

›Ja, schon ein ganzes Stück weiter‹, denkt Frau Kimm und ist dabei irgendwie ratlos. Sie erzählt, dass sie immer noch nicht in Bewerbungssituationen gehen kann und dass sie das so traurig macht. Sie gibt sich so eine Mühe und trotzdem geht etwas immer wieder schief, wenn es um den Kontakt mit anderen Menschen geht. Dabei kann man ihr wirklich nichts vorwerfen. ›Ich tue doch niemandem was‹, denkt Frau Kimm. Zu Mitauszubildenden war sie immer super freundlich, hat sogar oft selbst gebackenen Kuchen mitgebracht, für die ganze Klasse. Auch von der Anspannung vor den Bewerbungsgesprächen berichtet sie Frau Mohn. Wie sie einmal schon hingefahren und dann wieder umgedreht ist. Frau Kimm sagt: »Eigentlich ist das Problem nicht nur bei Bewerbungen, sondern immer, wenn ich mit Menschen zu tun habe. Selbst beim Telefonieren.«

Frau Kimm merkt, wie immer mehr Gedanken aus ihr heraussprudeln. Dabei fühlt sie sich so, als würde das alles von selbst passieren. Als hätte sie über ihre Sprache gar keine Kontrolle mehr. »Seit meiner Kindheit haben Menschen immer wieder ein Problem mit mir. Ich weiß nicht warum und habe permanent Schuldgefühle, falsch zu sein. Das ist das Schlimmste. Warum reagieren die so aggressiv auf mich, irgendetwas muss ich doch falsch machen?« Frau Kimm fühlt sich nach dieser Beschreibung ziemlich ausgepowert und schaut Frau Mohn erwartungsvoll an.

Frau Mohn: Frau Mohn versucht innerlich Frau Kimms Gefühl nachzugehen. Wie es sich für Frau Kimm wohl anfühlt, im besten Tun immer wieder Unerklärliches zu erleben, fragt sich Frau Mohn. Sie merkt, wie es gleichzeitig bei ihr selbst einen Widerstand gibt, sich Gedanken und Hypothesen zu machen, wie Frau Kimms Verhalten auf die anderen wirkt. Diesen Widerstand merkt sich Frau Mohn. ›Dieses Zögern an genau dieser Stelle könnte wichtig sein‹, denkt Frau Mohn. Und dann entscheidet sie sich, genau in diese Richtung weiter zu fragen. Sie erkundigt sich nach genau diesen anderen Personen, Frau Kimms aktueller Lebenssituation und Partnerschaft.

Frau Kimm: »Meine Partnerin, mit der ich seit zwei Jahren zusammen bin, macht mir die Hölle heiß, dass ich endlich eine gute Stelle haben und behalten soll, damit wir unsere gemeinsame Zukunft planen können. Und das ist auch mein Wunsch. Also eine gut bezahlte Stelle zu haben und zu behalten. Umso schlimmer, dass ich es nicht schaffe.«

Frau Mohn: ›Die passt gar nicht in mein Bild einer lesbischen Frau, mit ihrem femininen Auftreten‹, denkt Frau Mohn und erschrickt sofort über ihre eigenen stereotypen Vorstellungen und Vorurteile. ›Zum Glück bin ich bereits in Fortbildungen und im Austausch mit meinen Kolleg:innen auf so was an mir aufmerksam geworden.‹ Frau Mohn erinnert sich an einen Satz ihrer queeren Kollegin zu ihr: »So viele Wissenslücken über das queere Leben, wie du hast, dürfte ich mir bei euch Heteros nicht erlauben.« Das hat Frau Mohn zum Nachdenken angeregt, woraufhin sie sich Literatur zu den Lebensaufgaben von LGBTQ+-Personen besorgt und eine Fortbildung zu queerer Psychologie besucht hatte. Sie nimmt sich vor, ihre Aufzeichnungen aus der Fortbildung noch einmal zu studieren und achtsam für die eigenen Vorurteile gegenüber queeren Personen im Kontakt zu Frau Kimm zu sein.

Frau Mohn dokumentiert später im anonymen Fallbericht:

DOKUMENTATION FÜR DEN ANONYMISIERTEN BERICHT

Symptomatik

Die Patientin klagt über eine ausgeprägte soziale Phobie, die seit einer beruflichen Zurückstufung und der Trennung von der damaligen Partnerin im Alter von 23 Jahren bestünde. Diese sozialphobische Symptomatik habe die Patientin durch die verhaltenstherapeutische Behandlung soweit in den Griff bekommen, dass sie nun grundlegende Lebensaufgaben in Angriff nehmen könne. Aktuell trete die Symptomatik der sozialen Phobie vor allem im Kontext von Bewerbungssituationen auf. Das Problem sei, dass die Patientin sich kaum in eine Bewerbungssituation wage. Die Patientin berichtet, dass es eigentlich nicht nur um bestimmte Situationen gehe, sondern um menschlichen Kontakt allgemein. Immer neue Symptome würden wechselnd auftreten: Magen-Darm-Beschwerden, Rückenschmerzen, Nackenschmerzen und Zahnschmerzen. Die Patientin berichtet weiter, dass Beziehungen zu Menschen über das gesamte Leben hinweg problematisch verlaufen wären. Manchmal mache das die Patientin so traurig, dass ihr die Kraft fehle, aus dem Haus zu gehen. Die Patientin wisse nicht, warum es so oft Probleme mit anderen Menschen in ihrem Leben gäbe. Die Partnerin, mit der die Patientin seit zwei Jahren zusammen sei, mache Druck, dass die Patientin nun endlich Geld verdienen müsse.

HINWEIS

Sowohl eine Verhaltenstherapeut:in als auch eine Psychoanalytiker:in berichten in Fallberichten von der **Symptomatik**, das heißt von den aktuell auftretenden Symptomen und Lebensschwierigkeiten der Patient:innen.

Frau Mohn beschließt, Frau Kimm nun vier probatorische Sitzungen anzubieten, um mit ihr vier Dinge zu erarbeiten. Zunächst möchte Frau Mohn die Biografie beleuchten, dann gemeinsam mit Frau Kimm schauen, welche **Abwehrmechanismen** sie nutzt, um sich vor bedrohlichen Gefühlen zu schützen, und weiter mit Probedeutungen und auch milder Konfrontation prüfen, inwieweit Frau Kimm stabil und motiviert genug ist, die unter anderem auch anstrengende Therapie anzugehen und durchzuhalten.

Frau Kimm: Es ist Freitag und Frau Kimm ist auf dem Weg zur Therapie. Frau Kimm ist froh, nach der Woche wieder zu Frau Mohn zu fahren. Denn sie hat sich beim letzten Mal mit Frau Mohn sehr wohlgefühlt. Außerdem ist die Woche für Frau Kimm ziemlich anstrengend gewesen, sie konnte sich kaum auf die Stellensuche konzentrieren, weil ihr einige Situationen in der Woche nachgegangen sind. ›Manchmal frage ich mich wirklich, ob Menschen durch die Stellung der Planeten beeinflusst sind oder ob wirklich was in der Luft liegt, wie man das so sagt. Alle, mit denen ich zu tun hatte, sind irgendwie direkt genervt gewesen‹, denkt Frau Kimm irritiert. ›Die ganze Woche über gab es Stress, erst die Sache mit der Verkäuferin und dann meine Liebste gestern. Die war auch irgendwie sauer auf mich oder zumindest genervt von mir. Oben drauf hatte ich dann wieder am ganzen Körper Schmerzen.‹ Frau Kimm freut sich, gleich Frau Mohn davon berichten zu können, wie komisch sich die Menschen diese Woche benommen haben. ›Probesitzungen oder so ähnlich …‹, überlegt Frau Kimm. Das hatte ihr Frau Mohn vorgeschlagen. Frau Kimm hofft, dass die Therapie weiterlaufen kann, und steigt eilig aus der Bahn.

9.1.1 Die Symptome und die zwei Wege der Konfliktdiagnostik

Frau Mohn: Für die vier probatorischen Sitzungen, d.h. für die probeweisen Sitzungen, während derer Patient:in und Therapeut:in entscheiden, ob sie zusammenarbeiten wollen, nimmt Frau Mohn sich vor, sich zuerst einen Eindruck davon zu verschaffen, unter welchen Symptomen Frau Kimm leidet. Dann braucht sie im nächsten Schritt recht viele Informationen von Frau Kimm, um Hypothesen für die Ursache ihrer Leiden entwickeln zu können, welche inneren Konflikte die Symptomatik hervorgerufen haben und aufrechterhalten.

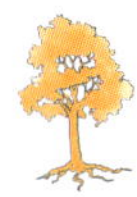

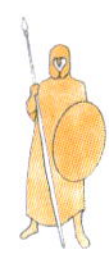

Um herauszufinden, welche Ursachen Frau Kimms Leiden hat, gibt es zwei Wege. Frau Mohn geht immer beide. So entwickelt sie die besten Hypothesen. Auf dem ersten Weg wird sie Frau Kimm viel nach Gefühlen und Erinnerungen aus der Kindheit fragen, um Ideen zu bekommen, wo eventuell bereits früh **kindliche Bedürfnisse** auf der Strecke geblieben sein könnten. Sie wird Frau Kimm fragen, wie sie aufgewachsen ist, wie sie ihre Familie erlebt hat, welche Schwierigkeiten und Verletzungen aufgetreten sind und wie sie sich dann vor diesen Schwierigkeiten und Verletzungen angefangen hat zu schützen, also welche **Abwehrmechanismen** sie entwickelt hat.

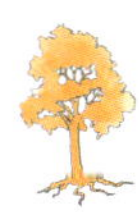

Das sagt für Frau Mohn dann etwas darüber aus, wie Frau Kimm die einzelnen **Entwicklungsstufen** bewältigen konnte und aus welcher Entwicklungsstufe unbewältigte Konflikte noch wirksam sein könnten.

Der zweite Weg bezieht sich auf Frau Kimms heutiges Leben, welche emotionalen Schwierigkeiten sie umtreiben, wie sie diese erlebt und zu bewältigen versucht. Dafür nutzt Frau Mohn einen Interviewleitfaden aus der Operationalisierten Psychodynamischen Diagnostik (OPD[4]).

Mit all diesen Informationen werden auch die erlebten Szenen im gemeinsamen Kontakt verständlicher. Zunächst nimmt Frau Mohn alle Besonderheiten nur innerlich auf, um sie dann mit den diagnostischen Informationen zu konkreten Hypothesen zu verbinden, die im Laufe der Therapie geprüft werden können, um den Behandlungsplan zu justieren.

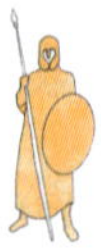

Frau Mohn mag diese diagnostischen Sitzungen sehr, weil so lebendig in Geschichten und Erzählungen eingestiegen werden kann. Außerdem findet Frau Mohn es immer wieder spannend, welche Wege Menschen finden, um schmerzhaften und schwierigen Gefühlen nicht ausgesetzt zu sein (**Abwehrformation**).

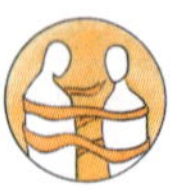

Frau Kimm ist wieder pünktlich zur zweiten Sitzung erschienen. Und wieder wundert sich Frau Mohn, wie angestrengt zurechtgemacht sie aussieht. Heute kommt die Patientin mit sehr aufwendigem Make-up und einer überdimensionalen ledernen Tasche. Frau Mohn beginnt das Gespräch mit der Frage nach der letzten Woche und mit welcher Stimmung Frau Kimm in die heutige Sitzung kommt. Frau Kimm seufzt und massiert sich mit einer Hand den Nacken: »Kennen Sie das, Frau Mohn, wenn man am Schreibtisch sitzt und man lauter Situationen im Kopf hat und immer wieder deren Ablauf durchgeht? Total unnötig, ich weiß schon, denn die sind ja eigentlich schon gelaufen. Aber es macht mich so traurig, wenn die Leute so genervt reagieren. In der Verhaltenstherapie habe ich gelernt,

4 Arbeitskreis OPD (2006). Operationalisierte Psychodynamische Diagnostik OPD-2. Das Manual für Diagnostik und Therapieplanung. Bern: Huber.

dass das mit Glaubenssätzen zu tun hat. Mit meiner Sorge, nicht gut genug zu sein für andere Menschen.« Frau Mohn spürt in der **Gegenübertragung** den Impuls, die Patientin zu stoppen.

Frau Mohn denkt: ›Ah, möglicherweise ist hier gerade die **Übertragung** am Werk, dass mir, genau wie den anderen Personen in ihrem Leben, Frau Kimm zu viel wird und ich sie begrenzen will.‹ Nun möchte Frau Mohn Frau Kimm noch besser verstehen und fragt sie sanft: »Nun mal langsam. Vielleicht können Sie erst einmal erklären, welche Situation Sie genau meinen.« Und da bemerkt Frau Mohn, wie effektiv und stark die **Übertragung** von Frau Kimm auf sie wirkt. Frau Mohn war gerade noch klar, dass sie nicht dem Drang erliegen will, die Patientin zu korrigieren, und schon rutscht es trotzdem heraus. ›Dass ich Frau Kimm so gebremst habe, könnte sie verständlicherweise als Zeichen deuten, dass sie etwas falsch gemacht hat. Wahnsinn, dass ich das nicht zurückhalten konnte. Lebendig spielt sich hier zwischen uns das ab, was Frau Kimm täglich erlebt‹, denkt Frau Mohn.

Frau Kimm: Frau Kimm ist erleichtert, weil Frau Mohn direkt über die Situation mit der Verkäuferin sprechen möchte. Frau Kimm möchte das jetzt einfach mal aus dem Kopf bekommen und erzählt: »Ich wollte Schuhe zurückgeben, weil die nicht richtig passen. Das geht ja allerdings immer nur 14 Tage. Ich war einen Tag zu spät dran.« Frau Kimm beobachtet Frau Mohns Gesichtsausdruck genau. ›Der passiert das sicher nie, dass die vergisst, etwas rechtzeitig zurückzugeben.‹ Frau Kimm beeilt sich, weiterzuerzählen: »Der Laden war ziemlich voll und ich habe lange gebraucht, bis ich die Verkäuferin endlich gefunden habe. Dann habe ich, ganz freundlich, wirklich extrem feundlich, glauben Sie mir, gefragt, ob ich die Schuhe trotzdem zurückgeben kann. Ich habe dann schon gleich gemerkt, dass die direkt genervt war. Da habe ich schnell schon mal dazugesagt, dass ich einen Tag zu spät dran bin und dass das vermutlich nicht gehen wird mit dem Zurückgeben. Die Verkäuferin hat dann erst gesagt, sie würde noch mal schauen, was sich machen lasse. Ich wollte ihr dann aber auch noch mal ganz freundlich erklären, dass die Schuhe wirklich schön seien, aber sie einfach nicht passen würden. Dann wurde die langsam richtig genervt und hat nur noch kurz gesagt, es sei ja schon zu spät zum Zurückgeben.« Frau Kimm betrachtet Frau Mohn prüfend und stellt fest: ›Bisher hat Frau Mohn viel genickt und ganz aufmerksam zugehört, glaube ich.‹

Frau Mohn: Frau Mohn versucht immer wieder einzuhaken in Frau Kimms Erzählungen, jedoch lässt sich deren Redefluss kaum stoppen. Frau Mohn bemerkt, dass sie zunehmend angestrengt ist. Wieder prüft Frau Mohn, wo dieses Gefühl herkommt. ›Na ja‹, denkt sie, ›so wird sich auch die Verkäuferin gefühlt haben. Anstrengend ist für Frau Kimms Gegenüber, dass sie nicht für sich einstehen und ein klares Anliegen formulieren kann. In der Situation wird die Verkäuferin genötigt, zu spüren, wie stark Frau Kimm sich vermutlich selber angreift, und durch Frau Kimms Worte wird die Verkäuferin in die Rolle der *bösen Ablehnerin* gedrängt. Auf Frau Kimms Seite fehlt jederlei positive Aggression.‹ Frau Mohn überlegt weiter, wie das in der Situation hätte aussehen können: ›Hätte Frau Kimm charmant und selbstbewusst erst einmal zu dem Fehler gestanden – man, ich habe den einen Tag wirklich einfach versemmelt – und dann klar den Wunsch formuliert: Bitte, seien sie so lieb und nehmen sie die ungetragenen Schuhe zurück. Jemand anderes wird sich freuen. Mir sind die einfach ein Ticken zu klein ..., dann würde da ein ganz anderes Gefühl entstehen beim Gegenüber. Es ist dann nicht mehr so angestrengt, weil es sich nicht mehr um Frau Kimm kümmern muss.‹

Frau Mohn fragt sich, ob Frau Kimm auf die aggressiven

Gefühle, dass die Verkäuferin ihr in der Situation entgegenkommen müsste, wirklich keinen Zugriff hat oder ob sie von diesen Gefühlen nur nicht berichtet, weil sie Frau Mohn noch nicht gut kennt. Ihre Hypothese und Ideen zu den Gefühlen, die Frau Mohn im Kontakt mit Frau Kimm entwickelt, möchte sie im Gespräch überprüfen und noch einmal gezielt nachfragen (Klarifizieren). Frau Mohn erkundigt sich bei Frau Kimm nach den aggressiven Impulsen: »Wenn ich mich in Sie so reinfühle in der Geschichte, dann hätte es mich auch nicht gewundert, wenn Sie ein wenig genervt gewesen wären von der geringen Kulanz der Verkauferin. Was denken Sie?«

Frau Kimm: ›Komisch‹, denkt Frau Kimm, ›dass Frau Mohn jetzt in so einer Situation nicht perfekt freundlich reagiert hätte, hätte ich nicht gedacht.‹ Zu Frau Mohn sagt Frau Kimm: »Nein, nein, das war ja auch meine Schuld mit dem Tag zu spät.« Im Verlauf der Sitzung fragt Frau Mohn noch einmal nach ihrer Partnerin, ob sie mit der manchmal streite, und auch nach ihrem körperlichen Befinden in der Woche. Frau Kimm schwärmt noch ein bisschen von ihrer Partnerin, »eine echte Macherin«. Sie erzählt Frau Mohn von den verschiedenen Schmerzen, die bei ihr immer wieder auftreten. Gestern waren das Zahnschmerzen, obwohl die Zahnärztin nichts hätte finden können. Dann ist die Stunde auch schon wieder rum. Mit einem herzlichen Lächeln verabschiedet sich Frau Mohn ins Wochenende. Frau Kimm rempelt beim Rausgehen gegen die Couch: ›Ob ich da wohl noch mal draufliege?‹, denkt Frau Kimm.

HINWEIS Frau Kimms Abwehrmechanismen

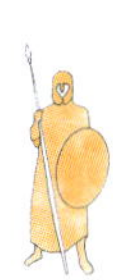

Im nächsten Abschnitt werden Hypothesen zu Frau Kimms Abwehrmechanismen aufgestellt. Die Abwehrmechanismen sind innere Manöver, um mit den unbewussten Konflikten zurechtzukommen. Diese Manöver kosten aber zusätzliche Kraft und lösen die Konflikte nicht auf. Damit sich die Symptome verringern bzw. verschwinden, müssen die Konflikte gelöst werden. Um sie zu lösen, müssen diese offengelegt und ausgetragen werden. Das gelingt nur, wenn Frau Kimm Zugang zu den vermiedenen Gefühlen bekommt, welche die Konflikte ausmachen. Was das für Gefühle sind, gilt es als Therapeutin gemeinsam mit der Patientin herauszufinden. Die Erfahrung, die Psychotherapeut:innen über die Jahre hinweg gemacht haben, zeigt, dass diese Gefühle und auch Muster permanent eingesponnen sind in zunächst nebensächlich erscheinende Lebenssituationen. Da diese alltäglichen Situationen schneller Gesprächsthema werden und einfacher zu besprechen sind, eignen sie sich zudem sehr gut als Ansatzpunkte für das Herausarbeiten therapeutischer Themen. Ein Ergebnis dieser Suche nach dem eingewebten Faden ist aber auch, dass diese Arbeit für Anfänger:innen erscheinen kann, als würden die Psychoanalytiker:innen aus einer Mücke einen Elefanten machen. Welche Ideen Frau Mohn im konkreten Fall der Spurensuche mit Frau Kimm im Bericht dokumentiert, zeigt der nächste Abschnitt.

Frau Mohn: Nach der zweiten Sitzung dokumentiert Frau Mohn im anonymisierten Bericht:

DOKUMENTATION FÜR DEN ANONYMISIERTEN BERICHT

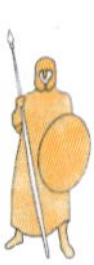

Die Patientin erklärt sich die eigenen seelischen Schwierigkeiten durch konkrete körperliche Beschwerden. Für die körperlichen Symptome konnten jedoch keine organischen Ursachen gefunden werden (**Somatisierung**).
So klagt die Patientin über Zahnschmerzen, Magen- und Unterbauchbeschwerden, aber medizinisch lässt sich kein Krankheitsherd finden.
Im Kontakt mit der Patientin bietet sich während der probatorischen Sitzungen die Hypothese an, dass folgende Gefühle abge-

wehrt werden: Zum einen teilweise Trauer und Ohnmacht um unbefriedigte Bedürfnisse nach Zuneigung, Bestätigung und Halt. Diese Vermutung ergibt sich daraus, dass die Patientin, wenn sie beispielsweise das Gefühl hat, von der Partnerin nicht geliebt zu werden, körperliche Symptome entwickelt. Teilweise kann sie die Trauer darüber jedoch auch schon benennen. Stärker spürbar ist die Abwehr in Bezug auf das Autonomiebedürfnis der Patientin und die damit zusammenhängende mangelnde positive konstruktive Aggression.

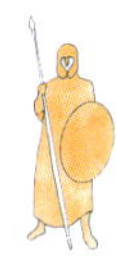

In der Vergangenheit wurden die abgewehrten Bedürfnisse nicht erfüllt. Dadurch entsteht einerseits der starke Wunsch an neue Menschen, diese Bedürfnisse zu stillen, und gleichzeitig die Botschaft, es nicht zu tun, im Sinne des altbekannten Musters. Die angesprochenen Menschen sind häufig von der Intensität des Kontaktes überrascht. Von zwischenmenschlichen Irritationen dieser Art berichtet die Patientin ausführlich. In einer geschilderten Einkaufssituation wird spürbar, wie sie sich von fremden Menschen Nachsicht, Halt und Entgegenkommen wünscht und gleichzeitig dem Gegenüber auf verschiedene Weise die Ablehnung nahelegt. Dies geschah in der geschilderten Situation auch, was die Patientin enttäuscht zurückließ. Es ist zu vermuten, dass die Patientin die Gefühle, die eigentlich früheren Bezugspersonen gegolten haben, stark im aktuell erlebten zwischenmenschlichen Kontakt auslebt. Anstatt das Bedürfnis nach Zuneigung, Bestätigung und Halt in den wichtigen Beziehungen zu suchen und sich mit diesen Wünschen zu konfrontieren, verschiebt die Patientin diese Wünsche auf unbeteiligte Andere (**Verschiebung des Triebziels**).

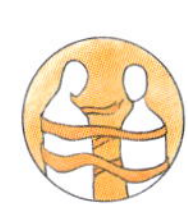

Außerdem fällt es der Patientin schwer, eigene Aggression zuzulassen, aus Angst vor negativer Rückmeldung. Deshalb projiziert sie unbewusst diese Aggression auf das

Gegenüber und nimmt die anderen häufig als aggressiv und unfreundlich war (**Projektion**). Ausgehend von den Berichten der Patientin über die Menschen in ihrem Leben scheinen diese oft **projektiv identifiziert** zu sein. Das lässt sich so vermuten, weil sich die Mitmenschen der Patientin mit der Zeit oft so verhalten haben, wie es die Patientin von ihnen erwartet, ausgehend von der eigenen inneren Welt.

›Sich zu zeigen und sich vor allem auch aggressiv zu zeigen, scheint für Frau Kimm mit das Schwierigste zu sein. Weil es am bedrohlichsten ist‹, resümiert Frau Mohn ihre Beobachtungen zur Abwehr aus der ersten und zweiten Sitzung. Dass es Frau Kimm so geht, kann Frau Mohn gut verstehen. Bei ihrer Arbeit fällt ihr immer wieder auf, dass diese *hässlichen* Gefühle, also z.B. Aggression, Neid und Hass, schwer in die eigene Person zu integrieren sind für Menschen. Sie erinnert sich an den Beginn ihrer Ausbildung, als sie der festen Überzeugung war, dass auch sie selbst keine negativen Gefühle ihren Patient:innen gegenüber haben dürfte, weil das nicht zu einer anständigen Therapeutin passt.

Frau Mohns nächste Patientin hat abgesagt und anstatt sich um den nervigen Papierkram zu kümmern, der eigentlich anstehen würde, nimmt sie sich die Zeit, vor der dritten Stunde mit Frau Kimm etwas die Füße auszustrecken. Bei einer Tasse Kaffee denkt sie über die kommende Sitzung nach. ›Frau Kimm befindet sich im Kampf‹, denkt Frau Mohn, ›und gleichzeitig permanent auf einer Bühne. Das Richtigsein, Liebe und Anerkennung von anderen Personen scheinen wichtige Themen zu sein. Irgendwie könnte es dabei um das Vermeiden von Schuld und Scham gehen.‹

Mit diesen Überlegungen ist Frau Mohn gespannt auf die biografische Anamnese. In dieser werden die Konflikte und die beteiligten Bedürfnisse erkennbarer.

9.1.2 Biografischer Hintergrund

Frau Kimm: Es ist die dritte Sitzung und Frau Kimm zupft nervös an der Jeansjacke herum. Sie spricht nicht so gerne über das Aufwachsen bei ihrer Mutter. Sie möchte nicht, dass Frau Mohn denkt, sie komme aus schwierigen Verhältnissen. Frau Kimm schaut Frau Mohn an. ›Mist, ich glaube, die hat ihre letzte Frage schon vor einer ganzen Weile gestellt. Ich weiß jetzt auch gar nicht mehr ganz genau, was die Frage war.‹ Schnell fängt sie an, von dem Ort zu erzählen, an dem sie als Erstes aufgewachsen ist. Frau Kimm wird es schon langweilig, wenn sie nur an das Hundert-Seelen-Dorf denkt, und erzählt: »Ja, meine Mama, die hat mich mit 34 Jahren bekommen. Gearbeitet hat sie in einem Restaurant in dem Kaff. Irgendwie ironisch, finden Sie nicht? Die ganze Zeit hatte sie Essen vor der Nase, aber das Thema hat sie immer mega gestresst.«

Frau Mohn: So erzählt Frau Kimm weiter über die Mutter und Frau Mohn lauscht aufmerksam. Frau Kimm guckt neugierig auf das Papier, das Frau Mohn zur Hand genommen hat und auf dem sie nun etwas zeichnet. »Ein Genogramm«, erklärt ihr Frau Mohn. Das sei eine Übersicht über ihre Verwandten, sozusagen ein Stammbaum. Frau Mohn schlägt vor, die Zeichnung gemeinsam zu machen, und so sprechen die beiden weiter über Frau Kimms Aufwachsen und die Familie.

Das Erzählte dokumentiert Frau Mohn später wie folgt:

DOKUMENTATION FÜR DEN ANONYMISIERTEN BERICHT

Die Patientin beschreibt die Mutter (+34, Servicekraft mit wechselnden Arbeitsstellen, verschiedene Essstörungen seit der Jugend) als immer ängstlich, sie sei »keine Kämpfernatur«, trete meist unsicher und fassadär auf. Die Patientin kenne die Mutter gegenüber anderen nur mit dem Satz »danke, alles ist gut bei mir/alles gut bei uns«. Zu Hause sei die Mutter schon immer sehr kritisch sich selbst und auch der Tochter gegenüber gewesen.

›Ach ja, während der Biografie kann ich mich immer etwas zurücklehnen und die Beschreibung auf mich wirken lassen‹, denkt Frau Mohn. Sie freut sich, weil Frau Kimm gerne erzählt, auch wenn sie zu ihrer Mutter nach eigenen Angaben nicht so viel zu sagen hat. »Und wie war es mit anderen wichtigen Bezugspersonen?« Während Frau Kimm weitererzählt, denkt Frau Mohn: ›Spannend, gleich ein ganz anderes Gefühl, das aufkommt, wenn Frau Kimm über den Vater und die Großmutter spricht.‹

Später dokumentiert sie im anonymisierten Bericht:

DOKUMENTATION FÜR DEN ANONYMISIERTEN BERICHT

Ihre Großmutter mütterlicherseits erlebte die Patientin zum einen als liebevoll, da sie sich sehr involvierte und engen Kontakt zu der Patientin gesucht habe. Gleichzeitig habe die Patientin die Großmutter als abwertend der Mutter gegenüber wahrgenommen. Der Vater (+35, Schlosser) sei im Gegensatz zur Mutter »eine Kämpfernatur«, der auch »zur Not alleine klarkommt«. Er selbst sei in liebloser Umgebung aufgewachsen, sei viel alleingelassen worden, habe viel Prügel erlebt. Heute sei er wortkarg, sachlich, rede nicht über Gefühle. Die Patientin erinnert sich: »Wenn die Mutter nicht für ihn sprechen würde, wäre mir gar nicht klar, dass er mich liebt.«

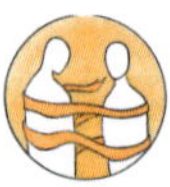

Frau Mohn blickt aus dem Fenster, nimmt sich einen Moment, um sich zu sammeln und um zu überlegen, wie sie weiterfragen möchte: ›Ich bekomme so langsam ein Bild von dem, was Frau Kimm zu dem Vater, der Mutter und der Großmutter in der Retrospektive denkt. Aber mich so richtig einfühlen, wie sie sich als Kind gefühlt hat, kann ich nicht.‹ Frau

Mohn sieht zu Frau Kimm hinüber und Frau Kimm zu Frau Mohn. Frau Kimm strafft die Schultern und setzt sich aufrecht hin. Frau Mohn ist bei Frau Kimm hin und her gerissen, einerseits hat sie ständig das Gefühl, nicht genug zu loben, dass Frau Kimm sich öffnet, anderseits ist sie auch von dieser Bedürftigkeit genervt. ›Immer noch schwer für mich, mir einzugestehen, dass in mir auch genervte Gefühle entstehen bei der Arbeit. Das geht meinem **Ich-Ideal** gegen den Strich. Aber **Wegignorieren der negativen Gefühle wäre gefährlich, weil es sich negativ auf die Beziehung auswirkt.** Dann kann ich nicht mehr authentisch sein. Lieber das Gefühl ernst nehmen und mit Frau Kimm gemeinsam ergründen, wie es in unserer Beziehung entsteht‹, denkt Frau Mohn. Zu Frau Kimm sagt Frau Mohn: »Das stelle ich mir nicht leicht vor, nicht so richtig zu wissen, wie der Vater zu einem steht. Wie war denn so das Grundgefühl Ihrer Kindheit? Verstehen Sie, wie ich das meine?«

Frau Kimm: Frau Kimm merkt, dass sie die Frage nach der eigenen Entwicklung und dem Aufwachsen betroffen und traurig macht. ›Ein Pechvogel war ich‹, denkt Frau Kimm. Zu Frau Mohn sagt sie traurig: »Gab es irgendwas, was mal von alleine lief? Keine Ahnung. Probleme schon in der Schwangerschaft, beim Stillen, beim Krabbelnlernen, beim Laufenlernen, immer wurde mit sorgenvollem Blick auf mich geschaut. Und wenn ich jetzt ein Gefühl dazu benennen müsste, puh. Irgendwie war das peinlich alles. Auch wie das zwischen meinen Eltern abgelaufen ist.« Frau Mohn sagt: »Man, das klingt anstrengend. Irgendwie sehr frustrierend … scheinbar lief nichts von alleine, ständig macht sich jemand Sorgen. Was ist denn da abgelaufen zwischen Ihren Eltern, möchten Sie davon erzählen?« Frau Kimm berichtet weiter von den ersten Lebensjahren und von der Beziehung der Eltern, von den Großeltern und auch Näheres zu ihrer Symptomatik.

Frau Mohn: Später dokumentiert Frau Mohn für den anonymisierten Bericht:

DOKUMENTATION FÜR DEN ANONYMISIERTEN BERICHT

Die kindliche Entwicklung der Patientin sei neben üblichen Kinderkrankheiten unauffällig verlaufen. Trotzdem habe die Mutter immer Ängste gehabt, dass etwas mit der Ernährung der Patientin nicht stimme, dass sie Allergien haben könnte, die jedoch nie nachgewiesen wurden. Die Patientin selbst erinnerte auf Nachfragen Nägelknabbern, Haarezwirbeln und wechselnde Ticks mit der Gesichts- und Nackenmuskulatur. Das Gesamtgefühl zur Kindheit sei am ehesten mit Scham verknüpft, vor allem in Bezug auf die elterliche Beziehung. Die Mutter sei nach der Geburt der Patientin länger mit einem anderen Mann verheiratet gewesen und habe mit diesem auch zwei Söhne gehabt. Ihre Mutter habe den Vater der Patientin auf einer Betriebsfeier kennengelernt und sei eine Affäre mit ihm eingegangen. Schließlich sei ihre Mutter schwanger geworden und habe dem Ehemann die Schwangerschaft »untergejubelt«. Alles sei ein Versteckspiel gewesen. So lässt sich aus den Erzählungen der Patientin erahnen, dass sie eine zweijährige »Kuckuckskind-Zeit« erlebt hatte, von der die Patientin nichts wissen wolle. Denn alles sei schwierig gewesen, ärgerlich und traurig.

Als die Patientin zwei Jahre alt war, habe die Mutter den ersten Ehemann und die gemeinsamen Söhne verlassen und sei dann mit der Tochter und dem Vater der Patientin in die Großstadt gezogen. Was die Patientin erinnert, sind Szenen, wo sich ihr Vater »wortlos kümmert, tut und macht und die Mutter wie ein aufgeschrecktes Huhn herumrennt, ängstlich plappert, was alles passieren könnte«. Dann erinnert sich die Patientin, dass permanent ein sorgenvolles Misstrauen existiert habe, und das schon bei der Großmutter mütterlicherseits. Die Oma habe ihr erzählt: »Wir haben dich oft zu uns nach Hause mitgenommen, weil deine Mama schon immer so unsicher mit dir war und auch arbeiten gehen musste.« Die Oma habe die Patientin sehr geliebt und habe ihr immer alles erlaubt. Bei der Oma zu Hause habe sie alle Abläufe bestimmt, wann und was gegessen wurde, wann geschlafen wurde, alles. Den Opa habe es auch gegeben, er habe wenig geredet und alles mitgemacht. Sie sei ein kleiner »Wirbelwind« gewesen, dem alles erlaubt wurde.

Als die Patientin etwa zehn Jahre alt gewesen sei, wären beide Eltern fremdgegangen, hätten sich getrennt und wären verschiedene neue Partnerschaften eingegangen. Sie erlebte verschiedene Umzüge und verschiedene Partner der Mutter. Die Patientin sagt: »Es war wie den Boden unter den Füßen verlieren.« Ihrer Mutter sei es psychisch immer schlechter gegangen, sie habe angefangen zu trinken und sei aggressiv zur Patientin geworden: »Alles, was ich tat, war falsch.« Die Patientin habe an den Wochenenden Zuflucht bei der Großmutter gesucht und habe die Wochenenden, die sie mit dem Vater verbrachte, genossen. Doch auch ihm sei es mit der Trennung von der Mutter immer schlechter gegangen, bis er in eine psychiatrische Klinik musste. Die Patientin habe große Sorgen um den Vater gehabt und auch Wut auf die Mutter erlebt.

Als die Patientin dreizehn Jahre alt war, seien die Eltern wieder zusammengekommen. Die Mutter habe ohne den Vater nicht leben können und sei zu ihm zurückgezogen. Er habe Mutter und Tochter mit offenen Armen empfangen. Die Mutter trank weniger, dafür trank der Vater mehr, er war aber nicht mehr depressiv. Insgesamt stabilisierte sich die Familie etwas.

Frau Mohn blickt auf die Uhr. Die dritte probatorische Sitzung ist fast zu Ende und Frau Kimm hat viel erzählt. Trotz des positiven Vater-Bildes, das Frau Kimm gezeichnet hat, spürt Frau Mohn eine große Traurigkeit und Frau Kimms Gesichtszüge lassen ein gewisses Bedürfnis nach Eingrenzung von außen, nach

Unterbrechung des sich Mitteilens und des Erzählens vermuten. »Sie haben viele Umbrüche erlebt. Und viele Kontexte gekannt, in denen Sie zurechtkommen mussten.« Frau Kimm nickt und lächelt mit traurigen Augen. ›Auch etwas erleichtert, dass ich ihre Belastung wahrnehme‹, vermutet Frau Mohn. »Wollen wir an dieser Stelle das nächste Mal weitermachen?«

Frau Kimm: Zwischen der dritten und der vierten Sitzung denkt Frau Kimm wenig an die Therapie. Ihre Mitbewohnerin hat einen neuen Freund, dem Frau Kimm lieber aus dem Weg geht. Sie freut sich, wenn die Mitbewohnerin sich auf dem Flur Zeit zum Plaudern nimmt. Gerne würde Frau Kimm ihr auch von den Zahnschmerzen erzählen. Aber dazu kommt sie gar nicht, weil ihre Mitbewohnerin immer sofort weiter muss oder wieder mit dem Freund ins Zimmer huscht. Immerhin von dem Kuchen, den Frau Kimm gebacken hat, bedienen sich die beiden reichlich. Das macht Frau Kimm froh. Ihre Partnerin ist in der Woche mit ihrem Team unterwegs. Sie ist Softwareentwicklerin einer Dating-App und hat zwischen den tausend Terminen für das Planen der Werbekampagne kaum Zeit zu sprechen. Es beeindruckt Frau Kimm, was für eine Powerfrau ihre Freundin ist. Daneben fühlt sich Frau Kimm unwichtig. Der nächste Freitag kam dann schneller als erwartet und jetzt blickt Frau Kimm aus dem Fenster von Frau Mohns Praxis. Die letzte Sitzung war für sie anstrengend gewesen: »Vor Erschöpfung könnte ich mich heute fast sofort auf diese komische Couch legen.« Frau Mohn und Frau Kimm steigen direkt wieder ein in die biografische Anamnese. Die vierte Sitzung widmen die beiden Frau Kimms sozialer und sexueller Entwicklung.

Frau Mohn: Für den anonymisierten Bericht dokumentiert sie Folgendes:

DOKUMENTATION FÜR DEN ANONYMISIERTEN BERICHT

Schulzeit und Ausbildung

Nach der Grundschule erlebte die Patientin massive Schwierigkeiten mit Klassenkamerad:innen. Leistungssituationen wurden bereits im Kindesalter durch soziale Konflikte erschwert. Die Patientin berichtet über umfangreiche Mobbing-Erfahrungen und die eigene Ratlosigkeit, »warum mich alle in meinem Jahrgang mieden, auslachten und hänselten. Ich wurde getreten, gehauen, gekratzt, bespuckt, beschimpft. Ich fühlte mich einsam, erbärmlich, verlassen, ungeliebt und wertlos«. Zu Hause sei die Unterstützung der Eltern nicht als hilfreich erlebt worden und Fernsehserien seien der Familienersatz geworden. So habe der Vater, wenn Frau Kimm ihm von den Schwierigkeiten in der Schule erzählte, nur abgewunken und gesagt: »Leg dir einfach ein dickes Fell zu.« Die Patientin machte einen Realschulabschluss. Die Patientin begann dann eine Ausbildung zur Friseurin, die sie abbrach, »weil ich immer nicht klarkam mit den Leuten, ich weiß nicht warum«. Darauf folgten weitere Anläufe, zunächst zur Konditorin, dann arbeitete sie eine Zeit lang im Tierheim. Schließlich begann die Patientin die Ausbildung zur Mediengestalterin, die sie, mit psychotherapeutischer Unterstützung im Hintergrund, erfolgreich abschließen konnte.

Partnerschaft

Die Patientin berichtet von immer wieder auftretenden demütigenden, »prägend peinlichen« Erlebnissen aufgrund von Fehleinschätzungen der Menschen und Situationen. So berichtet sie von einer Beziehung mit einem vermeintlichen zukünftigen Austauschschüler auf Facebook. Es stellte sich jedoch später heraus, dass hinter dem Profil der Person, mit der die Patientin intime Nachrichten austauschte, ein Klassenkamerad steckte. Die Patientin erzählt, dass dieser Betrug schon vorher erahnbar gewesen sei, sie selbst dies jedoch erst im Nachhinein erkannt habe.

Die Patientin berichtet, dass es in dem letzten Jahr der Realschulzeit zu einer besonders drastischen Situation gekommen wäre, in der die Patientin sich auf ein sexuelles Treffen mit einem Freund einließ und erst während des Geschlechtsverkehrs feststellte, dass sie diesen nicht mochte. Die Situation erinnert die Patientin als qualvoll peinlich, der Freund habe sie beschimpft, ihm was vorgespielt zu haben. Es folgten kürzere Partnerschaften, immer mit Unklarheit über die Wertigkeit der Beziehung. Mit dem Schulabschluss stellte die Patientin ihre Heterosexualität infrage und bringt dies mit verschiedenen biografischen Erinnerungen und seit der Kindheit immer wiederkehrenden homosexuellen Fantasien in Zusammenhang. Im Alter von 20 Jahren lernte die Patientin die erste Frau kennen, für die sie romantische Gefühle entwickelt habe. Die Patientin erzählt, sie habe auf einmal nicht mehr so viel darüber nachgrübeln müssen, ob sie verliebt sei oder nicht. Aus verschiedenen Gründen habe es mit dieser Frau aber nicht geklappt. Während der ersten Beziehung habe die Patientin sich der Familie gegenüber nicht geoutet. Nach der Trennung habe sie sich viel mit queeren Personen ausgetauscht und mit ihren Eltern über ihre sexuelle Orientierung gesprochen. Der Vater habe neutral reagiert und wenig gesagt, die Mutter habe aufgeregt reagiert. Schließlich lernte die Patientin ihre jetzige Partnerin (–4) kennen, eine Softwareentwicklerin, welche die Patientin innerlich erreicht habe, ihr »gut tut«, aber auch »eine Herausforderung« sei. Denn ähnlich wie der Vater spreche sie kaum und könne Gefühle bei sich und anderen schwer erkennen und beschreiben. Die sexuelle Erlebnisfähigkeit der Patientin sei vorhanden, gelegentlich habe sie Orgasmen. Hin und wieder fühle sie sich zu Männern sexuell hingezogen. Dieses Bedürfnis lebe sie aber nicht aus.

9.1.3 Therapieplanung

Frau Kimm: Zum Ende der letzten probatorischen Sitzung fragt Frau Mohn: »Und wann ging es dann los, dass Sie dachten, jetzt geht es nicht mehr?« Frau Kimm erinnert sich zurück an die Zeit, als sie Mitte zwanzig war und das erste Mal eine Psychotherapie begonnen hat. Da war eine Trennung, ein Wechsel der Ausbildung. Das Gefühl, verloren zu gehen, zu verschwinden. Auf der Kante des Bettes zu sitzen und das Gefühl zu haben, langsam immer kleiner zu werden. Weil niemand einen interessant findet und weil niemand einen braucht. Frau Kimm muss schlucken. Dann denkt sie an die Bewerbungsgespräche, die gerade anstehen. »Dieses Gefühl, dass, wenn mich jemand zu lange ansieht, zu genau hinschaut, irgendwann doch herauskommt, dass ich nicht interessant genug bin. Dass man sich ekelt und dass man sich langweilt. Und dass man mich verlässt und dass man mich nicht einstellt. Dieses Gefühl ist auch nach der ersten Therapie nicht weg gewesen.«

Frau Mohn: Am Ende der Sitzung unterschreibt Frau Kimm den Krankenkassenantrag für eine Kurzzeittherapie à zwölf Stunden. Zuerst eine Kurzzeittherapie zu beantragen, um zu prüfen, ob die analytische Therapie die richtige Therapieform ist, gehört zum Standardprozedere von Frau Mohn. Wenn eine Analyse bei Frau Kimm indiziert ist, wird Frau Mohn ihr vorschlagen, einen Umwandlungsantrag auf Langzeittherapie bei ihrer Krankenkasse zu stellen. Frau Mohn hat das Gefühl, dass nun etwas Wichtiges startet für Frau Kimm, und traut ihr zu, dass sie motiviert und stabil genug für die gemeinsame Arbeit ist. Frau Kimm verspricht Frau Mohn, sofort anzurufen, wenn sie die Bewilligung der Therapie von der Krankenkasse erhält. Aber gemeinsam können sie schon einmal überlegen, welche regelmäßigen Termine für beide gut machbar wären. Zunächst zweimal in der

Woche. »Dann sehen wir uns hoffentlich nächsten Freitag«, sagt Frau Mohn und verabschiedet sich damit von Frau Kimm. Nach der Sitzung überwindet sich Frau Mohn, sich die Zeit zu nehmen, das Gehörte und Gefühlte auf sich wirken zu lassen und ihre Notizen noch einmal durchzugehen. Neuerdings nimmt sich Frau Mohn nach der vierten probatorischen Sitzung mit neuen Patient:innen zwei freie Stunden. In diesen formuliert sie die Hauptpunkte für die Gutachten. ›Sonst schiebe ich das auf und bin am Ende die, auf die alle warten … Und habe Schuldgefühle, dass die Patient:innen nicht starten können, weil es bei mir hängt‹, denkt Frau Mohn. Diese zwei Stunden nicht für einen Besuch beim französischen Bäcker um die Ecke zu nutzen, fällt Frau Mohn nicht leicht.

Frau Mohn vermutet, dass es im Grunde um zwei Konflikte gehen wird bei Frau Kimm. Das muss Frau Mohn mit ihr zusammen dann in Ruhe in der Therapie prüfen (**Klarifizierungsarbeit und Probedeutungen**). Diese zwei Konflikte scheinen darüber hinaus stark ineinander verknotet zu sein. Zum einen geht es um Frau Kimms Freiheitsdrang, der sich bisher vor allem in der Gegenübertragung in abgewehrten aggressiven Impulsen zeigt. ›Das Paradox ist, dass sich der Freiheitsdrang in Frau Kimms Nicht-Fühlen von Aggressionen zeigt‹, denkt Frau Mohn. Es wird für Frau Kimm darum gehen, zu lernen, ihre positiven Aggressionen für sich zu nutzen, damit sie ihren Weg gehen und sich abgrenzen kann. Die andere Seite dieses Konflikts ist die Angst, sich durch zu viel Autonomie und Aggression schuldig zu machen. ›Diese Schuldgefühle könnten sich auf die Angst beziehen, zu viel zu sein, wenn Frau Kimm die autonomen und aggressiven Impulse zulässt. Zu viel für die zarte Mutter und den stummen Vater und für all die Menschen, denen sie gefallen will. Und genau da, so kommt es mir vor, könnte eine Verknüpfung mit dem zweiten Konflikt sein‹, denkt Frau Mohn. Gedankenverloren hat Frau Mohn eine liegende Acht auf ihren Notizzettel gezeichnet. Zwei Knoten, die sich in der Mitte treffen. ›Der andere Knoten oder Konflikt hat mit der angestrengt fröhlichen Art, dem auffälligen Styling, der angestrengten Körperhaltung, dem Gefühl, dass Frau Kimm auf einer Bühne steht, zu tun. Also wird es um Bewunderungswünsche gehen und gleichzeitig um die Scham, wenn man nicht bewundert wird, eben weil man aggressiv war oder es übertrieben hat ...‹, überlegt Frau Mohn weiter.

Diese Überlegungen hält sie in der Dokumentation fest:

DOKUMENTATION FÜR DEN ANONYMISIERTEN BERICHT

Psychodynamik auf der Ebene der zentralen Konflikte

Die Patientin erlebte eine **symptomauslösende Situation** (s. den folgenden Kasten »Auslösende Situation und Psychodynamik«) bereits vor acht Jahren, nachdem sie die Ausbildung abgebrochen hatte. Darüber hinaus beendete die erste Freundin der Patientin die Beziehung. Ihr Wunsch nach Anerkennung (**phallische Bestätigung**) blieb in beiden Fällen unerfüllt. Es handelt sich bei dem zentralen Konflikt um einen **phallischen Konflikt zwischen Wünschen nach Bewunderung und der Angst vor Scham**.

Die Patientin erlebte die beschriebene Situation so, dass sie bei der Ausbildung nicht genügt habe und auch privat für die Freundin nicht interessant und attraktiv genug gewesen sei, um sie dauerhaft an sich zu binden. Die aktuelle Versuchungs- und Versagungssituation (Bewerbungsgespräche) bringt phallische Wünsche wieder in Versuchung, gesehen, anerkannt und bewundert zu werden. Auf der anderen Seite entsteht dadurch gleichzeitig bei der Patientin die Angst, letztlich nicht genug zu sein. Abwehrverstärkend, um einer möglichen Bestätigung dieser Fantasie auszuweichen, entwickelt die Patientin sozial phobische und wechselnde körperliche Symptome. Die Symptome führen dann dazu, dass die Patientin nicht zum Bewerbungsgespräch fährt. So muss sich die Patientin nicht mit den phallischen Wünschen konfrontieren und kann sich stattdessen um die körperlichen Symptome kümmern und sie als Grund sehen, dass sie es nicht schafft, zum Gespräch zu fahren. Das Bedürfnis, bewundert zu werden, zeigt sich nicht nur in der Bewerbungssituation. Ein weiteres Beispiel für eine Situation, in der die Patientin diesen Konflikt erlebt, ist ein großes Essen, von dem die Patientin berichtet. Sie möchte gerne zu ihrem Geburtstag eine große Party geben und die gemeinsamen Freunde von ihr und ihrer Partnerin einladen. Die Patientin gibt sich große Mühe bei der Vorbereitung. Als dann die Gäste fast vor der Tür stehen, erfindet die Patientin eine Ausrede, noch schnell etwas zu besorgen, das fehlen würde, macht sich auf den Weg zum Supermarkt und kommt erst wieder, wenn die Gäste schon im Garten zusammensitzen und gegessen haben.

Gleichzeitig zu diesem phallischen Konflikt besteht ein **analer Aggressions-Schuld-Konflikt**. Der Wunsch nach selbstbehauptender Aggression gerät in Konflikt mit den Überzeugungen ihres strengen Über-Ichs (Versagungsfantasien). Eine solche Überzeugung des Über-Ichs könnte sein: »Du bist schuld, wenn jemand wegen deiner Aggression verletzt wird und geht.« In Situationen im Zusammenhang mit Bewerbungen und Absagen reagiert die Patientin neben der Tendenz, nach Anerkennung zu suchen, auch mit unbewussten aggressiven Impulsen. Bevor diese Impulse jedoch fühlbar werden können, entsorgt sie diese projektiv, indem sie andere mit ihrer Aggression identifiziert. Weil die Patientin auf beschriebene Art und Weise die Konflikte abwehrt, erlebt sie Ratlosigkeit über ihre Probleme mit Menschen. Sich selbst erlebt sie als »harmlos« und die anderen als »aggressiv«. Das führt zur Verstärkung der Kontaktängste, weil die Patientin die anderen als kritisch und abwertend erlebt. Und das führt dazu, dass die Patientin sich weiter zurückzieht.

HINWEIS Auslösende Situation und Psychodynamik

Die auslösende Situation wird sowohl in der Verhaltenstherapie als auch in der analytischen und tiefenpsychologischen Psychotherapie thematisiert.

In der Verhaltenstherapie geht es darum, zu verstehen, wieso bestimmtes Verhalten in bestimmten Situationen auftritt. Die Verhaltenstherapie verwendet hierfür die Problemanalyse. Die auslösende Situation dient in der Verhaltenstherapie sozusagen als Anhaltspunkt zum Verständnis der Aufrechterhaltung des aktuellen Problemverhaltens. Für die Therapieplanung wird die auslösende Situation dazu genutzt, weitere Situationsklassen zu finden, die das Problemverhalten auslösen.

Merke: In der Psychoanalyse dient die auslösende Situation als Wegweiser zur Quelle der Symptomatik, dem **aktuell wirksamen unbewussten Konflikt (AWUK)**. Um ihn mit der Patient:in herauszuarbeiten, gibt es zwei Informationsquellen: die Gegenwart und die Vergangenheit.

Gegenwart: Mithilfe der Operationalisierten Psychodynamischen Diagnostik (OPD) (→Tab. 1) wird zunächst das innerpsychische aktuelle, stetig vorhandene Konfliktgeschehen beschrieben. Dafür wurden vom Arbeitskreis OPD insgesamt sieben Bereiche unterschieden, in denen das Konfliktgeschehen statt finden kann, und ein achter Bereich für die eingeschränkte Gefühls- und Konfliktwahrnehmung.

Vergangenheit: Mithilfe der Grundkonflikttabelle (→Tab. 2) nach Jungclaussen (2018) werden erste Lebens- und Kindheitserinnerungen der Patient:innen im Hinblick auf Mangelerfahrungen in einer der **psychosexuellen Entwicklungsphasen** untersucht Es handelt sich um Rekonstruktionen der Vergangenheit, um eine Versagung von Bedürfnisbefriedigung aufzuspüren, die zu einem lebenslangen Grundkonflikt geführt haben könnte. Diese nicht erfüllten Bedürfnisse werden später immer wieder getriggert.

Beispiel für einen Konflikttyp	Beschreibung des aktuellen Lebens/ Gegenübertragung beim Gegenüber
Abhängigkeit vs. Autonomie (Individuations- vs. Abhängigkeits-konflikt) Im aktuellen Leben einer Person ist die Balance von Nähe und Distanz zu anderen Personen gestört. Diese Dysbalance wird von der Person im passiven oder aktiven Modus gelebt.	**Passiver Modus:** Neigung zum hilflos-abhängigen Anklammern in Beziehungen, Selbstwahrnehmung von Angewiesensein auf andere; Leitgefühl: existenzielle Angst bei Verlust; Gegenübertragung beim Gegenüber: starkes Gefühl von Fürsorge und Verantwortung, Befürchtung von Vereinnahmung **Aktiver Modus:** Neigung zu übermäßiger Unabhängigkeit (Pseudoautonomie), Unterdrückung von eigenen Bedürfnissen nach Anlehnung; Selbstwahrnehmung von großer Stärke und Nicht-Angewiesensein; Leitgefühl: existenzielle Angst vor Nähe; Gegenübertragung beim Gegenüber: wenig Sorge, kaum Verantwortungsgefühl

Tab. 1: Beispiel für einen Konflikttyp nach OPD-II (Arbeitskreis OPD)

Gegenwart und Vergangenheit: Das oben beschriebene gegenwärtige Konfliktgeschehen kann mit dem Grundkonflikt aus der Vergangenheit identisch sein, muss es aber nicht. Wenn sich die Konflikte unterscheiden, kann es sein, dass das aktuelle Konfliktgeschehen Ausdruck eines Lösungsversuchs ist, den Grundkonflikt aus der Vergangenheit zu bewältigen.

Die Tabelle 2 zeigt jeweils ein Beispiel zu den psychosexuellen Entwicklungsphasen aus der Grundkonflikttabelle von Jungclaussen (2018). Für das Verständnis ist es zunächst einmal nicht wichtig, alle 15 Konflikte im Detail zu kennen.

Die auslösende Situation spielt eine entscheidende Rolle bei der Behandlungsplanung. In der Verhaltenstherapie werden die Informationen über die auslösende Situation genutzt, um eine Behandlung zu planen, bei der Veränderungen zuerst im Außen angeregt und so dann Veränderungen im Innen bewirkt werden

Grundkonflikt (psychosexuelle Phase)	Hypothesen anhand Erinnerungen aus der Vergangenheit
Nähekonflikt (früh-oral)	Der Säugling muss lernen, sich als getrennt von der Bezugsperson (Objekt) existierendes Wesen zu verstehen (Subjekt-Objekt-Differenzierung) und gleichzeitig existiert das Bedürfnis nach großer Einheit und Nähe zur Bezugsperson
Bindungskonflikt (oral)	In diesem Konflikt treten zwei Bedürfnisse gegeneinander an: das Bedürfnis nach einer nur guten Bezugsperson (Objekt), die nur für einen da ist, vs. das Bedürfnis, selbst die Perfekte zu sein und dafür die anderen schlecht reden und entwerten zu müssen
Autonomiekonflikt (anal)	Zwei Bedürfnisse wollen befriedigt werden: das Bedürfnis nach Autonomie vs. das Bedürfnis nach Abhängigkeit/Schutz
Selbstwertkonflikt (phallisch)	Das Bedürfnis, sich (erotisch) zu zeigen und bewundert/gesehen zu werden, steht im Konflikt mit der Angst vor Beschämung
Triangulierungskonflikt (ödipal)	Das Bedürfnis nach alleiniger Anerkennung bei jeder der beteiligten Personen (»die müssen mich jeweils toller finden als sich gegenseitig«) steht im Konflikt zu dem Bedürfnis, die Zweierbeziehung aufzubrechen und mehr Freiheit zu genießen, weitere Kontakte aufzubauen

Tab. 2: Beispiele für psychogenetische Grundkonflikttyp nach Jungclaussen (2018)

sollen. Bei der analytischen und tiefenpsychologischen Psychotherapie ist die angedachte Reihenfolge der therapeutischen Wirkung von innen nach außen.

HINWEIS Konfliktentstehung

Die Konfliktgenese sieht die Psychoanalytiker:in in bestimmten Prägungen in der Kindheit. In der Verhaltenstherapie existiert kein Modell zu einem inneren, brodelnden Konflikt. Die Existenz der Störung wird erklärt durch den gelernten Zusammenhang von Denken, Fühlen und Handeln. Der Blick richtet sich auf die Symptomreduktion im Hier und Jetzt. Auch die Psychoanalyse geht davon aus, dass ein gelernter Zusammenhang entstanden ist zwischen Denken, Fühlen und Handeln. Jedoch wird angenommen, dass dieser Zusammenhang geprägt und aktuell gestärkt wird durch einen inneren, arbeitenden Konflikt. Letztendlich ist die Verhaltenstherapie ein supportives, stützendes Verfahren, das dem Ziel dient, die Symptomatik zu verändern. In der psychodynamischen Psychotherapie geht es eher darum, die treibende Kraft aufzuspüren, welche die Quelle für die Symptomatik darstellt. Diese treibende Kraft entsteht durch unbewusst ablaufende Konflikte oder nie gelernte kommunikative und soziale Fertigkeiten. In der psychodynamischen Psychotherapie spricht man von Störungen aufgrund von Konflikt- oder Strukturproblematik (s. Kasten »Auslösende Situation und Psychodynamik«, Tab. 2). Je nachdem, wie ausgeprägt die Symptomatik ist, macht es Sinn, erst einmal Linderung zu verschaffen durch konkrete Veränderung der Symptomatik (Verhaltenstherapie) oder durch Aufdecken der Kraft, welche die Symptomatik aufrechterhält (psychodynamische Psychotherapie).

Frau Mohn dokumentiert ihre Vermutungen zur Entstehung des analen und phallischen Konflikts im Bericht:

DOKUMENTATION FÜR DEN ANONYMISIERTEN BERICHT

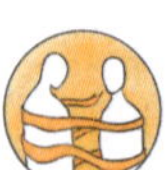

Genese des analen Konflikts: Aggression vs. Schuld

Die Entwicklung der Patientin war gekennzeichnet von einer scham- und angstgeladenen Atmosphäre, voller Unsicher-

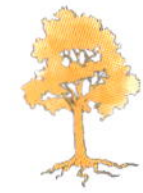

heiten und Abbrüche. In der analen Phase reagierte ihre Mutter mit Angst auf die Patientin, wenn sie aggressiv war oder ihren Willen äußerte.

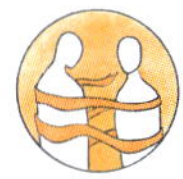

Der Vater hingegen reagierte kaum oder gar nicht und die Großeltern setzten keine Grenzen. Dadurch konnte die Patientin die eigenen aggressiven Impulse nicht verstehen, einordnen und angemessen modulieren lernen (fehlendes **Containment**). Aufgrund der Reaktion der Eltern und der mangelnden Fähigkeit, Aggression für sich einzusetzen, verknüpfte sie die eigenen aggressiven Gefühle mit vorgelebter Angst. Um von diesen Angstgefühlen nicht überflutet zu werden, hält die Patientin Aggressionen und Autonomiebestrebungen schon in der Entstehung unbewusst zurück. Und dadurch erlebt ihr Gegenüber jetzt etwas Unechtes, etwas Unklares und Gewolltes im Kontakt und wird früher oder später frustriert und wütend. Die Aggression wird von der eignen Person getrennt und durch andere stellvertretend ausgelebt.

Genese des phallischen Konflikts: Bewunderung vs. Scham

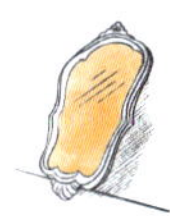

Die sozial-phobische Symptomatik entwickelte sich als Schutz vor der wiederholten Frustration durch ausbleibende Bewunderung in der phallischen Entwicklungsphase: Der Vater der Patientin konnte das Bedürfnis nach hilfreicher **Selbstobjektfunktion** nur mangelhaft befriedigen.
Die Patientin erklärt: »Er spricht schon immer wenig und manchmal hatte ich als Kind das Gefühl, dass ich für ihn unsichtbar bin.« Darüber hinaus erlebte sie die Trennung des Vaters von der Mutter als kränkendes Verlassenwerden durch ihn. Es entstand das Gefühl, es gemeinsam mit der Mutter zusammen nicht wert gewesen zu sein, dass er bei ihnen blieb. So entstanden bei der Patientin kindliche Schamgefühle. Diese Scham trägt sie weiter in das Erwachsenenalter hinein. Das Bedürfnis nach Bewunde-

rung und Gesehenwerden, welches schon früh in der Kindheit nicht erfüllt und auch später im Leben nicht ausreichend befriediget wurde, und die abgewehrte Scham nähren den kraftraubenden Konflikt der Patientin.

Frau Kimm: Während Frau Kimm auf den Brief der Krankenkasse wartet, quält sie sich von einer Bewerbung zur nächsten. Frau Kimm hatte ein Vorstellungsgespräch, welches hervorragend lief. Sie hatte sich schon gefreut und gedacht: »Jetzt bin ich zur Höchstform aufgelaufen.« Für diese Höchstform hatte Frau Kimm vorher einiges investiert, Arbeit, aber auch Geld für ein neues Outfit und einen Friseurbesuch. Aber es hatte sich gelohnt. Der Chef hatte ihr ein Kompliment gemacht für ihr strahlendes Auftreten. Aber dann war sie auf dem Weg zur Arbeitsprobe völlig zusammengeklappt. Nichts ging mehr. Ihre Freundin musste sie an einer Bushaltestelle abholen kommen. Ihr war so schlecht geworden und ihr Bauch hatte gekrampft. Zu Hause waren nur noch die Tränen übrig, die Schmerzen waren weg. Seitdem fühlt sich Frau Kimm so traurig, enttäuscht und mutlos. ›Wenn das so weitergeht, wo soll das enden? Meine Freundin wird sich trennen und ich werde nie Arbeit finden.‹ Solche düsteren Gedanken erlebt Frau Kimm regelmäßig. »In der Verhaltenstherapie habe ich doch gelernt, ich muss mich einfach trauen und dann in der Situation andere Gedanken, hilfreichere Gedanken denken. In der Ausbildung hat das ja dann eine Weile auch geklappt. Warum bin ich so unfähig, dass jetzt weiter durchzuziehen?« Mit dieser Frage und der großen Enttäuschung kommt Frau Kimm zu Frau Mohn in die erste therapeutische Sitzung, nachdem der Brief von der Krankenkasse angekommen war.

9.2 Die analytische Psychotherapie

EXKURS Verhaltenstherapeutischer Ansatz (VT) vs. analytischer/tiefenpsychologischer Ansatz (AT/TP)

Die Ansatzpunkte für die psychotherapeutische Behandlung nach analytischer/tiefenpsychologischer und verhaltenstherapeutischer Konzeption sind natürlich vielfältig und unterscheiden sich auch innerhalb der Schulen. Aber wie man bereits an der Art, wie die Therapeutin die auslösende Situation betrachtet, erkennen konnte, gibt es grundlegende Unterschiede zwischen den beiden Herangehensweisen.

VT: Wenn es um die Behandlung geht, dann denken Verhaltenstherapeut:innen in einem Lernmodell, im Sinne von einübendem Aufbau alternativer Verhaltensweisen mit entsprechenden Auswirkungen auf die Gefühls- und Erlebenswelt. Ziel ist dabei, die Patient:innen von den Einschränkungen zu erlösen, die z. B. durch Vermeidungsverhalten entstehen, und die Lebensqualität zu erhöhen. In der Verhaltenstherapie heißt Üben dann konkret, immer wieder in diese Situationen zu gehen und durch deren Bewältigung neue Emotionen zu erleben und zu festigen. Die Verhaltenstherapie arbeitet hier *von außen nach innen*.

AT/TP: Das Steuerinstrument ist das Erfühlen und Erkennen des inneren Konfliktes mit den entsprechenden Gefühlen, die abgewehrt/unterdrückt werden, z. B. durch Vermeidungsverhalten. Das braucht viel Feingefühl in der Therapie, um »am Widerstand entlang« diese Aufdeckungsarbeit zu leisten.
Aus der Perspektive der Psychoanalyse passiert in der VT dann Folgendes: Die Selbstinstruktion mit alternativen Gedanken ist kognitiv logisch und sinnvoll, deswegen wird sie geübt, z. B. »nichts kann mir passieren, das ist eine neue Situation, hier gibt es keine Feinde«. Dieses Übungsgeschehen findet über dem in-

nerlich weiterbrodelnden unbewussten Konflikt statt, der auch gerade abgewehrt wird. Und die Übung findet gegen diese Abwehr statt. Der Konflikt brodelt und seine Abwehr wird bekämpft, geschwächt. Das kann gut funktionieren, wenn die alternativ erlebten Gefühle stark genug sind, um das alternative Verhalten zu stabilisieren. Es besteht jedoch die Gefahr, dass die Person unbewusst eine neue Form der Abwehr entwickelt, wenn die aktuelle nicht gelebt werden darf, sodass es äußerlich zu einer Symptomverschiebung kommt (z. B. dass die Person dann wieder aus dem Haus geht, aber beginnt, unkontrolliert zu essen). Deswegen braucht es aus analytischer Sicht zunächst eine Findung und Bearbeitung des Konfliktgeschehens, um es durch Übung in neuen Situationen dann auflösen zu können. Die AT/TP arbeitet sozusagen mehr *von innen nach außen*.

Weder Verhaltenstherapie noch analytische/tiefenpsychologische Psychotherapie haben hier also recht oder unrecht. Welche Variante möglich und sinnvoll ist, entscheiden unterschiedliche Faktoren. Die Indikation ist also gut zu prüfen, welche Therapie Erfolg versprechender ist: Brauchen die Patient:innen eher Stabilisierung und deshalb Abwehrstärkung oder sind sie stabil genug, um der unbewussten Quelle der Symptomatik auf die Spur zu gehen?

Frau Mohn: Frau Kimm läuft dynamisch und schön zurechtgemacht durch die Tür. Frau Mohn kann sogar einen kleinen Luftzug spüren, als Frau Kimm an ihr wie ein Wirbelwind vorbeirauscht. Frau Kimm setzt sich auf den Stuhl. Das Dynamische scheint auf einmal aus Frau Kimm herauszufallen. Wie ein Luftballon, der die Luft verliert, sinkt sie auf dem Sessel zusammen.

»Was mich die ganze Zeit beschäftigt hat, während wir uns nicht gesehen haben, Frau Mohn: Kann ich denn nicht einfach mal das machen, was ich in der Verhaltenstherapie gelernt habe? Ich habe das wirklich verstanden, dass meine Gedanken meine

Gefühle steuern. Jetzt denke ich doch auch schon anders. Jetzt soll das endlich mal klappen, dass ich nicht gleich Bauchschmerzen bekomme, nur weil ich zu einem Gespräch soll. Vielleicht bringt mir Therapie auch einfach nichts.«

›Puh, also bringt Frau Kimm schon ein wenig Resignation mit. Da werde ich mich ganz schön ins Zeug legen müssen. Das macht auch mir jetzt Druck. Hier ist es wichtig, dass ich im Blick behalte, ob es gerade um mein eigenes Leistungsmotiv geht oder um das der Patientin‹, denkt Frau Mohn.

Frau Mohn fragt: »Wie kommen Sie darauf, dass Ihnen die Therapie nichts bringt?« Frau Kimm erwidert: »Na ja, anscheinend kann ich ja einfach nicht umsetzen, was ich gelernt habe.« Frau Mohn merkt, dass jetzt wichtig ist, erst einmal die Entwertung des eigenen Tuns und die Mutlosigkeit der Patientin aufzufangen (*Auffangen der Demoralisierung*). Frau Mohn notiert für sich selbst gedanklich: ›Für die meisten Patient:innen und auch Therapeut:innen anderer Schulen ist die Symptomverlagerung ein großes Rätsel. Selbst wenn ich den Konflikt erkläre und das Ziel, diesen aufzulösen, um innerlich frei zu werden, ist da Skepsis. Dass der Konflikt mit den Symptomen was zu tun hat, das ist oft schwer vorstellbar. Vielleicht muss man das erst einmal erleben.‹

Zu Frau Kimm sagt Frau Mohn: »Dass Sie so denken, dass die Therapie nichts bringt, ist logisch für mich, da Sie so Vieles schon ausprobiert haben und noch nicht da sind, wo sie hin möchten. Das kann ganz schön frustrierend sein und entmutigen. Ich mache diese Arbeit schon ganz lange und kenne das wirklich von vielen Patient:innen. Meine Erfahrung ist Folgende: Stellen Sie sich mal einen reißenden Fluss vor. Dieser Fluss steht für Ihre inneren Antriebe, Sehnsüchte, Wünsche, die riesengroß sind. Ihre Symptome sind sozusagen die Nöte, die durch diese überflutenden Wassermassen entstehen. Sie haben jetzt schon lange an einem Damm am Fluss gebaut, indem sie daran gearbeitet haben, ihre Gedanken und damit Gefühle zu verändern. Und das war nützlich und wichtig, um mit der Not umzugehen. Im Heilungsprozess wird es nun darum gehen, den Fluss durch Schleusen und Wehre zu leiten und gleichzeitig Stellen zu finden, an denen der Fluss sich entfalten kann auf eine Weise, die anderen nicht schadet. Damit Sie nicht mehr so viel Mühe in den Dammbau stecken müssen und der Fluss überall fließen kann, ohne dass Sie in Not geraten. Können Sie damit etwas anfangen?«

Frau Kimm antwortet: »Ich glaube schon. Aber ich verstehe nicht so ganz, was die Wüsche und Sehnsüchte mit meinen Symptomen zu tun haben?« Frau Mohn sagt: »Na ja, die Symptome sind die Sprache Ihres Körpers, die auf die verborgenen Nöte hinweisen.« Frau Kimm scheint das Gesagte auf sich wirken zu lassen: »Und wie sieht das jetzt konkret aus, die Arbeit an dem Fluss?« Frau Mohn erklärt: »Diesen Fluss und die damit verbundenen Ängste kennen wir noch nicht gut. Das meiste ist noch unbewusst. Und der Weg zum Unbewussten ist, alle Gedanken und Gefühle auszusprechen, die auftauchen. Und sie nach Möglichkeit nicht wegzudrücken.« »Aha«, sagt Frau Kimm.

Frau Mohn fragt sich, ob sie Frau Kimm erreichen konnte. Gleichzeitig ärgert sich Frau Mohn über sich selbst, weil sie merkt, dass in ihr der Wunsch laut wird, mit der Erklärung bei Frau Kimm alle Unsicherheiten aus dem Weg geräumt zu haben. Frau Mohn weiß, sie hat den Anspruch, besonders schnell voranzukommen mit Patient:innen. Sie merkt sich die Situation für die nächste Intervision.

Frau Kimm: Was Frau Mohn da redet, ergibt schon teilweise Sinn. Aber dann auch wieder nicht. Frau Kimm blickt in Frau Mohns herzliches, warmes Gesicht. Frau Mohns Wangen sind leicht gerötet und sie lehnte sich ein Stück nach vorne bei ihren Erklärungen. ›Das sieht echt so aus, als sei ihr die Sache wichtig‹, denkt Frau Kimm und beschließt, dass sie sich hier erst mal fallen lassen kann, auch wenn sie mit Frau Mohns Erklärungen noch nicht zufrieden ist. ›Immer dieses Rumgegrabe und Auseinandergesetze mit Gefühlen in der Therapie. Ich will was Handfestes und mein Leben auf die Kette bekommen‹, denkt Frau Kimm. Aber jetzt mal sehen, wie es weitergeht.

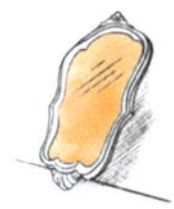

Frau Mohn: »Vielleicht können wir ja mal mit dem Handwerkszeug starten. Viele meiner Patient:innen berichten, wenn ich sie bitte, Gefühle zu benennen und mit mir zu teilen, dass sie da gar nicht so genau Bescheid wissen. Dass sie zwar wissen, was ihre Symptome sind, aber nicht wissen, was sie fühlen. Geht Ihnen das auch so?« Diese Frage stellt Frau Mohn, da sie auf die Fähigkeit zur Affektwahrnehmung hinaus möchte. Sie exploriert im Laufe der Sitzung Frau Kimms weitere **Ich-Funktionen**, um sich ein Bild über ihr Strukturniveau zu machen. ›So kann ich gut planen, wo genau Frau Kimm nun Unterstützung braucht‹, denkt Frau Mohn.

HINWEIS Psychodynamik auf der Ebene der Struktur- und Ich-Funktionen

Neben der Beleuchtung der Konflikte interessiert die Analytikerin auch noch, vor welchem strukturellen Hintergrund sich die Konflikte der Patientin entfalten. Während bei den Konflikten innere Spannungen betrachtet werden, wird bei der Struktur ergründet, welche seelischen Werkzeuge die Patientin mitbringt. Diese seelischen Werkzeuge lassen sich z. B. beschreiben durch die **Ich-Funktionen**.

Nach der ersten Sitzung dokumentiert Frau Mohn für den Bericht:

DOKUMENTATION FÜR DAS STUNDENPROTOKOLL

Ich-Funktionen

Objektwahrnehmung

Bei der Wahrnehmung des Gegenübers neigt die Patientin zu dessen Vereindeutigung: Es fällt ihr schwer, zwei sich widersprechende Eigenschaften in einer Person zu integrieren und beide Eigenschaften in dieser Person koexistieren zu lassen. Die Mutter wird von der Patientin nur als schwach und ängstlich wahrgenommen, der Vater als Kämpfernatur. Auch ihrer Partnerin werden zu Beginn der Therapie nur positive Eigenschaften zugeschrieben.

Bindung

Die Patientin scheint ein starkes Bedürfnis nach Bindung zu haben, insbesondere nach Beziehungen, die Wünsche nach Bewunderung und Anerkennung erfüllen können. In den gelebten Beziehungen ist sie unsicher und ängstlich, dass es zu weiteren Beziehungsabbrüchen kommen könnte und die eigenen Wünsche nach Anerkennung und Bewunderung unbeantwortet bleiben. Beziehungen, die die Patientin eingeht, sind gefärbt von einem Hierarchiegefälle, indem sie sich den (sexuellen) Wünschen der Partnerin unterordnet mit dem Ziel, wenigsten etwas Liebe und Anerkennung zu bekommen. So werden phallische Wünsche kontinuierlich gerade stark genug befriedigt, dass sich die Patientin nicht direkt mit ihnen auseinandersetzen muss. Das wirkt abwehrverstärkend, im Sinne von noch mehr Anpassung an das Gegenüber. Selten kommt es in ihren Beziehungen zum Ausbruch aggressiver Impulse. Geraten diese dann doch an die Oberfläche, geschieht dies sehr eruptiv und die Patientin wird von Schuldgefühlen heimgesucht. Der Schluss, den sie daraus zu ziehen scheint, ist, die aggressiven Impulse stärker als je zuvor zu unterdrücken. Im Moment ist ein andersartiger Kontakt, also ein Kontakt auf Augenhöhe, mit großer Gefahr für die Patientin verknüpft. Denn nun ist, in ihrer inneren Welt, die Gefahr gestiegen, dass das Gegenüber sie unattraktiv und aggressiv findet und sie ablehnt. Angriffsfläche zu bieten löst dramatische Ängste vor dem Wegfallen von Anerkennung aus.

Selbstwahrnehmung und Selbstbild

Die Patientin nimmt sich selbst, genau wie auch die eigenen frühen Bindungspersonen, wenig differenziert wahr. Sie kann sich nicht als eine Person mit aggressiven Anteilen erleben und annehmen. Sie versucht sich beim Gegenüber immer und immer wieder rückzuversichern, ob die Person ihr immer noch gewogen ist. In diesem Prozess bemerkt sie nicht, dass aus der anfänglichen »lieben« Nachfrage eine aggressive Wiederholung des immer selben wird. Das Gegenüber entwickelt im Laufe des Geprüft- und Durchlöchertwerdens aggressive Impulse ihr gegenüber (**projektive Identifizierung**). Denn langsam entsteht ein übergriffiger Prozess, in dem die Patientin ihrem Gegenüber den Handlungsspielraum nimmt. Die negative Reaktion des Gegenübers kommt dann für die Patientin völlig überraschend und wird als ungerecht erlebt.

Selbstwert

Der Patientin fällt es schwer, bestätigende Erfahrungen in das Selbstbild der eigenen Person zu integrieren und somit ein stabiles Bild von sich selbst aufzubauen und aufrechtzuerhalten. Sie kann deshalb nicht bei Verunsicherung im sozialen Kontakt auf ein integriertes, stabiles Selbst zurückgreifen.

Kommunikation

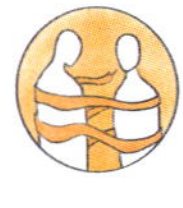

Die Patientin kann zu Beginn der Therapie nur sehr eingeschränkt aggressive Impulse bei sich selbst erkennen und benennen. Diese stauen sich unerkannt an und werden dann in unmodulierter Form dem Gegenüber entgegengeschmettert (**beta-Elemente**). Die eigene Aggression derart auszudrücken, bereut die Patientin dann sofort und zieht sich zurück.

Regulation

Vor allem folgende Ich-Funktionen kann die Patientin schlechter regulieren: Objektwahrnehmung, Selbstwahrnehmung und Selbstwert.

Nähe/Distanz

Ganz oder gar nicht: Die Patientin sucht nach großer Nähe, um kontinuierliche Bestätigung phallischer Bedürfnisse zu erfahren und **fehlende Ich-stabilisierende Funktionen zu kompensieren**. Jedes auch noch so kleine Verhalten eines Gegenübers erlebt die Patientin als eine Bewertung der eigenen Person. Was bedeutet, dass es für sie kaum eine Trennung zwischen sich selbst als Subjekt und der anderen Person gibt. Denn das kleinste Verhalten der anderen Person wirkt sich auf das eigene Selbst aus. Bei diesem Erleben sind beide Personen nicht mehr unabhängig, nicht mehr frei.

Affektwahrnehmung

Die beiden unbewusst arbeitenden Konflikte bzw. deren intensive Abwehr behindern und verändern die eigene Wahrnehmung von Gefühlen, die spezifisch mit den Konflikten zusammenhängen. Die Patientin hat im Moment kaum Kontakt zur Entstehung der eigenen aggressiven Impulse. Lange werden sie nicht bemerkt, bis sie von ihnen überflutet wird. Andere Gefühle kann sie ganz gut wahrnehmen.

Strukturniveau

Das Strukturniveau, welches durch die Differenziertheit der Ich-Funktionen charakterisiert wird, und der vermutete **aktuell wirksame unbewusste Konflikt** (AWUK) sind die zwei diagnostischen Standbeine in der analytischen und tiefenpsychologischen Psychotherapie. Weil es jetzt diese Hypothesen zur Ursache der beschriebenen Symptomatik gibt, kann die therapeutische Behandlung geplant werden.

Die ICD-Diagnose wird anhand der konkreten Beschreibung der Symptomatik vergeben. Diese Symptomatik ist *nicht* unabhängig von dem Konflikt. Sie ist die Eskalation eines Lösungsversuchs, mit dem Konflikt zu leben. Zunächst hilft auch die Abwehr, mit dem Konflikt zurechtzukommen. Das kann gesund und nützlich sein und lange Zeit ausreichend gut funktionieren.

Zum Beispiel ist eine Person ihren anflutenden konflikthaften Gefühlen immer ganz gut durch Rückzug und Besinnung auf sich selbst ausgewichen. Hierbei handelt es sich dann nicht um Symptome, sondern um eine gesunde Abwehr. Dann kommt aber eine Schwellensituation in das Leben dieser Person, eine Versuchungssituation, in der z. B. der Konflikt aus dem Bedürfnis, bewundert zu werden, und der Angst vor der Scham angesprochen wird. Eine solche Situation könnte durch einen neuen Arbeitsplatz entstehen. Die geübte Abwehr dieser Gefühle bricht zusammen, d. h. der unauffällige Rückzug reicht nicht mehr aus, um den Gefühlen auszuweichen. Die Person entwickelt körperliche Symptomatik, eine somatoforme Störung, die stärkeren Leidensdruck in ihrem Alltag erzeugt und nun die Kriterien einer psychischen Störung erfüllt.

Frau Mohn dokumentiert für die Diagnosestellung nach OPD-2 und ICD-10:

DOKUMENTATION FÜR DIE DIAGNOSESTELLUNG

Diagnosestellung

OPD-2: Die Patientin zeigt ein mäßiges Strukturniveau mit analem (Autonomie vs. Abhängigkeit in Form von Aggression vs. Schuld) und phallischem (Bewunderung vs. Scham) Grundkonflikt. Die Konflikte entsprechen auch den aktuellen unbewussten Konflikten (AWUK).

ICD-10: F40.1 Soziale Phobien, F33.1 Rezidivierende depressive Störung, gegenwärtig mittelgradige Episode, und F45.37 Somatoforme autonome Funktionsstörung: mehrere Organe und Systeme.

Auf Grundlage der Informationen aus den probatorischen Sitzungen stellt Frau Mohn im anonymisierten Bericht folgenden Therapieplan und folgende Prognose auf:

DOKUMENTATION FÜR DEN ANONYMISIERTEN BERICHT

Therapieplan und Prognose

Geplant ist eine analytische Langzeittherapie mit einer Sitzungsfrequenz von zwei bis drei Sitzungen pro Woche im Liegen. In diesen Sitzungen ist das Ziel, dass der Patientin allmählich innerhalb der Übertragungsbeziehung ihre abgewehrten aggressiven Impulse und phallischen Wünsche sowie die damit assoziierten Ängste (Schuld- und Schamgefühle) bewusst werden. Durch das Bewusstwerden sollen die aktuell wirksamen unbewussten Konflikte bearbeitbar werden. Durch die Lösung der Konflikte im Sinne einer Integration der zugehörigen, widersprüchlichen Gefühle ist eine Änderung der körperlichen Symptomatik zu erwarten. Die Prognose wird als ausreichend günstig eingeschätzt. Bei der Patientin zeigt sich ein gutes Problembewusstsein, sie bringt Verlässlichkeit für die Therapie mit und genügend Offenheit für einen derartigen therapeutischen Prozess und kann ihr Leben partiell gut bewältigen. Ihr Leidensdruck, aber auch die erreichten Erfolge motivieren sie zur Behandlung.

9.2.1 Frühling

Themen der Therapiestunden: Hauptaufgabe klären, Beginn, Therapiefortschritt

Die erste therapeutische Sitzung – Die Hauptaufgabe klären anhand der Zugmetapher

Frau Kimm: Frau Kimm schaut auf ihre bunten Finger herunter und versucht die Farbreste zu entfernen, während Frau Mohn gerade noch ihr Notizbuch aus dem Sekretär herausholt. Es ist Frühling und Ostern steht vor der Tür. Zu diesem Anlass hatte Frau Kimm noch Eier in verschiedenen Farben gefärbt. Sie war ein wenig ambitioniert gewesen und hatte sich für so viele verschiedene Farben entschieden, dass sie mit der ganzen Arbeit fast nicht fertig geworden war und beinahe den Bus zur Therapie verpasst hätte. Als Frau Kimm dann Frau Mohn beim Aufschlagen des Notizbuches zusieht, denkt sie: ›Man, irgendwie konnte ich mir gar nicht wirklich viel von dem merken, was Frau Mohn mir letzte Woche zum Fluss und dem ganzen Zeug erzählt hat.‹ Frau Kimm hat das Gefühl, überhaupt nicht zu wissen, was Frau Mohn für diese Therapie von ihr verlangt. Was jetzt ihre Aufgabe ist. Frau Kimm hat den Impuls, sich mal ein bisschen aus dem Fenster zu lehnen und Frau Mohn von ihrer schlechten Vorbereitung und Ratlosigkeit zu berichten und so sagt sie geradeheraus: »Was soll ich denn hier jetzt eigentlich machen, damit sie mir helfen können, und wie funktioniert diese Therapie?« Frau Kimm mustert erwartungsvoll Frau Mohns Gesicht und fragt sich, was nun passieren wird. Frau Mohn lächelt.

Frau Mohn: Frau Mohn hat heute Schwierigkeiten, konzentriert in die Sitzung zu starten. Zu Ostern gab es bei ihr privat echte Turbulenzen. Frau Mohn versucht, sich darauf zu konzentrieren, was Frau Kimms Frage in ihr auslöst. Sie merkt, dass sie sich freut über Frau Kimms Ehrlichkeit und den Mut toll findet, der in ihren direkten Fragen steckt.

»Großartig. Das finde ich richtig mutig von Ihnen, dass Sie das gerade einfach so aussprechen. Die Situation ist ja auch etwas seltsam und wir sollten zusammen besprechen, worum es bei unserer gemeinsamen Arbeit geht. Wenn Sie möchten, würde ich Ihnen gerne erklären, was immer wieder ihre Hauptaufgabe sein wird in jeder einzelnen Sitzung. In Ordnung?« Frau Kimm nickt.

Frau Mohn hat schon die **Zugmetapher** parat, die vielen ihrer Patient:innen eine Idee davon gibt, wie man den eigenen Gedanken und Gefühlen im Hier und Jetzt nachgeht (**freie Assoziation**). Zu Frau Kimm sagt Frau Mohn: »Letzte Woche haben wir darüber gesprochen, dass die Symptome dadurch entstehen, dass innerlich etwas nicht gelöst ist. Und um herauszufinden, was da nicht gelöst ist, ist es hilfreich, den Gefühlen und Gedanken im Hier und Jetzt zuzuhören. Ich würde Sie also bitten, so, wie wenn Sie im Zug sitzen … Sie nehmen ja die Bahn hierher, richtig?« Frau Kimm nickt wieder. »Genau, also so, wie wenn Sie in der Bahn hierher sitzen und aus dem Fenster schauen … da gibt es ja vieles zu sehen: Bäume, Menschen, Autos, Geschäfte, Plakate. Das meiste rauscht einfach vorbei, aber manches davon erreicht sie, bleibt hängen. Oder?« Frau Kimm überlegt: »Hm. Ja, schon.« Frau Mohn fährt fort: »Bei mir würde vielleicht etwas anderes hängenbleiben als bei Ihnen. Das spricht ja dafür, dass das, was da hängenbleibt, etwas mit Ihrer inneren Welt zu tun hat. Damit wir gemeinsam verstehen, was Sie da beschäftigt, hilft es, wenn Sie ganz frei versuchen, alles zu berichten, was Ihnen in den Sinn kommt.« »Und was passiert dann?«, fragt Frau Kimm. Frau

Mohn lächelt: »Dann sprechen wir darüber. Und ich helfe Ihnen dabei, den Prozess der aufkommenden Gefühle und Gedanken weiter in Gang zu bringen. So, dass Sie immer mehr in Kontakt kommen mit den Themen, die Ihnen wirklich Leid zufügen, was Sie wirklich unbewusst innerlich bewegt. Und dann bin ich auch dafür da, Ihnen zu helfen, die inneren Wunden zu versorgen.

Frau Kimm: ›Oje‹, denkt Frau Kimm, ›ich soll also einfach alles sagen, was ich denke. Ich glaube nicht, dass ich das kann. Was, wenn ich an Sex denke oder an etwa anderes, ganz Verrücktes, ganz Dummes, ganz Verwerfliches?‹ Frau Kimm merkt, wie ihr Herz anfängt zu schlagen. Allein schon bei dem Gedanken an diese Aufgabe. Irgendwie scheint Frau Mohn Frau Kimms Nervosität zu spüren und sagt sehr freundlich: »Sie wären nicht die erste Patientin, der dieser Gedanke Sorgen macht und auch ein bisschen Angst. Menschen denken vieles, was erst einmal seltsam erscheint. Aber ich bin zum einen daran gewöhnt und zum anderen interessiert. Ich nehme Sie ernst und für mich sind diese Gedanken Stützen und Wegweiser, um mit Ihnen herauszufinden, warum Sie leiden. Was in Ihnen arbeitet und Ihnen Kraft raubt.« Frau Kimm denkt darüber nach, was Frau Mohn gesagt hat. ›Puuh. Irgendwie checke ich nicht so ganz, was das soll. Aber ich möchte, dass es mir besser geht. Und die wird schon wissen, was sie tut‹, denkt Frau Kimm. Aber ihre Skepsis bleibt.

Frau Mohn: Frau Mohn schaut auf ihre Armbanduhr, um den weiteren Verlauf der Sitzung zu planen. Eine halbe Stunde bleibt den beiden jetzt noch. Sie nimmt sich einen Moment, um abzuwägen, ob jetzt ein guter Zeitpunkt ist, Frau Kimm vorzuschlagen, sich probeweise einmal auf die Couch zu legen. Frau Mohn schaut Frau Kimm an und bemerkt die Farbe an Frau Kimms Händen, an denen Frau Kimm angestrengt herumwischt. Die Sonne fällt durch das Fenster und der Baum draußen hat schon viele Knospen. Frau Mohn denkt, dass auch diese Therapie jetzt aufkeimen und ins Rollen kommen sollte. »Ich glaube, wir können jetzt mal zur Tat schreiten«, sagt sie zu Frau Kimm: »Jetzt habe ich schön viel Text geliefert. Da würde ich vorschlagen, vielleicht stehen Sie mal auf und legen sich einmal probeweise auf die Couch.« Frau Kimms dreht langsam den Blick zur Couch. Frau Mohn meint zu bemerken, dass es in ihr arbeitet, und sagt: »Wissen Sie, da muss man auch erst einmal reinkommen in die Situation mit der Couch. Meistens machen es meine Patient:innen so, dass sie sich erst einmal ein Kissen raussuchen, welches Sie in jeder Sitzung verwenden. Das könnten Sie z. B. als Erstes jetzt schon mal tun.« Frau Kimm schaut neugierig zu den Kissen: ›Das fällt mir leicht, da habe ich ein Händchen für. Ich liebe knallige Farben.‹ Frau Kimm entscheidet sich für das türkise Kissen und macht einen Schritt auf die Couch zu. Sie zögert. »Kann ich die Schuhe anlassen?«, fragt Frau Kimm. »Ja, dafür ist der kleine Teppich am Ende der Couch da«, sagt Frau Mohn schmunzelnd zu Frau Kimm und ist etwas erstaunt, dass Frau Kimm mit nahezu kindlicher Neugierde vor der Couch steht. ›Dieser Wechsel von Skepsis zu kindlichem Tatendrang könnte auch irgendwie bezeichnend sein für den Konflikt‹, denkt Frau Mohn.

Beginn der Therapie – Was es überhaupt heißt, sich auf die Couch zu legen

PRAXISTIPP

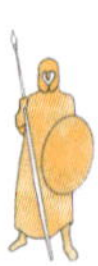

Gleich zu Beginn der Therapie stehen Patient:in und Behandler:in vor einer Herausforderung: Die Patient:in legt sich auf die Couch. Das Gefühl dabei ist ein Besonderes. Das hat mit der ungewohnten Haltung zu tun: zu liegen, während die andere Person sitzt. So kann ein Gefühl von Kontrollverlust entstehen oder von bedrohter Würde. Es kann aber auch als Erleichterung erlebt werden, weil man die Reaktion der Therapeut:in nicht mehr sieht und nicht mehr prüfen muss. Das entlastet die Patient:in von der Anstrengung, sich in dem Gesagten und Gefühlten an die Therapeut:in anzupassen. Egal, wie es sich initial anfühlt für die Patient:in, sich auf die Couch zu legen, es braucht dafür Vertrauen. Das verlangt der Patient:in und der Therapeut:in einiges ab: Die Patient:in muss sich sicher genug fühlen, um die Verunsicherung des ungewohnten Settings aushalten zu können. Und die Therapeut:in muss über ausreichend Stabilität verfügen, um der aufkommenden Emotionalität einen sicheren Rahmen bieten zu können. Beides muss in einem Ausmaß vorhanden sein, dass die Patient:in am Ende der Stunde wieder gut in ein Alltagsgefühl zurückfinden kann. Andernfalls ist das liegende Setting kontraindiziert. Denn die Arbeit im Liegen auf der Couch begünstigt den sogenannten *regressiven Prozess*, ein »Weichwerden« der **Abwehr**. Dieser Prozess wird später im Zusammenhang mit dem Zulassen von Trauer in der Therapie im Detail erklärt und beschrieben.

Nun legt sich Frau Kimm erst einmal kurz zur Probe auf die Couch.

Frau Kimm: Frau Kimm krallt sich an ihrem türkisenen Kissen fest. Frau Mohn erklärt ihr gerade, dass, wenn sie sich nicht gegenseitig anschauen, Frau Kimm von den automatischen Gedanken entlastet sein könnte, entsprechend der Mimik und Gestik von Frau Mohn gleich wieder ihr Verhalten anzupassen. Und dass ihr die Couch helfen könnte, den eigenen Empfindungen und Gedanken zu folgen. ›Ist das alles seltsam. Aber irgendwie ist das ja echt voll so bei mir, dass ich immer gucke, was die anderen gerade über mich denken könnten. Ich habe da noch nie so drüber nachgedacht, aber das strengt mich schon sehr an. Die Idee, das mal nicht zu müssen, finde ich eigentlich gut. Aber irgendwie habe ich auch Angst, was dann da abgeht, wenn ich mich hinlege.‹ Sie platziert das Kissen auf der Couch und merkt, wie sie sich jeder einzelnen eigenen Bewegungen beim Hinlegen bewusst ist. Schließlich schaut Frau Mohn ihr beim Hinlegen zu, glaubt Frau Kimm. Scheu blickt sie zu Frau Mohn hinüber und bemerkt, dass diese gerade das Datum in ihrem Notizheft korrigiert. Dann liegt Frau Kimm auf der Couch und atmet laut aus.

An das, was daraufhin geschah, konnte Frau Kimm sich nach der Sitzung nicht mehr so richtig erinnern. Außer, dass es gar nicht so schlimm war. In der Bahn nach Hause denkt Frau Kimm: ›Ich war mal eine Zeit lang wütend, als ich da lag, glaube ich. Und irgendwie war das schön, wie wir gemeinsam probiert haben, wo Frau Mohn am besten sitzt. Ich kann so, wie wir uns entschieden haben, uns zu platzieren, wenn ich will, meinen Kopf drehen und zu Frau Mohn rüberschauen. Für die war das alles ganz normal. Ist ja auch ihr Job.‹ Frau Kimms Blick schweift durch die Bahn. Um sie herum kommen Leute von der Arbeit, haben Einkäufe dabei und niemand hat eine Idee von dem etwas seltsamen Ereignis, das Frau Kimm gerade erlebt hat. Bei diesem Gedanken spürt sie ein Ziehen im Bauch. ›Was, wenn ich gerade bei Frau Mohn voll peinlich war? Vielleicht habe ich komplett das Falsche erzählt? So genau kann ich mich ja auch gar nicht erinnern … Ich bin einfach froh, wenn ich gleich zu Hause bin und mir die Decke über den Kopf ziehen kann‹, denkt Frau Kimm.

Frau Mohn: Frau Kimm ist gerade aus der Tür und Frau Mohn geht in die Praxisküche, um sich ein Glas Wasser zu holen. Sie nimmt das Wasser mit zurück an den Schreibtisch, legt die Füße hoch und denkt über die gerade durchgeführte erste therapeutische Sitzung mit Frau Kimm nach. Bei jedem »Neustart« auf der Couch kommt bei ihr selbst der Blitzgedanke an ihre eigene erste Stunde auf der Couch im Rahmen der Lehranalyse, während ihrer Weiterbildung. Damals war ihre Abneigung gegen das Abgeben der Kontrolle extrem, erinnert sie sich.

Frau Mohn geht noch einmal grob den Ablauf der Sitzung durch: Als Frau Kimm auf der Couch lag, war da kurz eine Verunsicherung, was jetzt passieren würde. Um noch einmal deutlich zu machen, was jetzt zu tun sei, konnte Frau Mohn Frau Kimm an die zuvor besprochene Zugmetapher erinnern. Frau Kimm begann zaghaft zu erzählen, was ihr in den Sinn kam. Zuerst begann sie über Traurigkeit zu sprechen und über eine Sehnsucht, mehr weinen zu können über all die Kränkungen in ihrem Leben. ›Dann habe ich versucht, genau das mit ihr auszuleuchten, und gefragt, welche konkreten Erinnerungen sie an Weinen und Tränen hat (*Klarifizieren*)‹, erinnert sich Frau Mohn. Frau Kimm hatte dann gar nicht von bestimmten Ereignissen berichten können. Sie hatte erklärt, dass sie eigentlich immer gegen sich selbst »feuern« würde, wenn sie traurig ist. Dann erzählte sie von einer Wut, die nicht zu greifen sei. Frau Mohn hatte weiter klarifiziert und gefragt: »Wie fühlt sich diese Wut gerade an?« Und während Frau Mohn das fragte, hatte sie selbst bemerkt, dass sie sich zusammenreißen musste, um nicht gleich ihre eigenen Ideen zum Gesagten auszusprechen. ›Ich war kurz davor, meine eigenen Assoziationen mit der Patientin zu teilen. Aber gerade, wenn es darum geht, das Assoziieren zu lernen, ist es besser, erst einmal das Erleben der Patientin zu fördern.‹ In der Sitzung war Frau Kimm ein Bild in den Sinn gekommen: dass diese Wut wie ein Stein in ihrem Körper sitzt. Frau Mohn hatte sich gefreut, wie schnell sich Frau Kimm einlassen konnte. Sie hatte Frau Kimm dann für deren Mut gelobt. ›Das hat Frau Kimm richtig gefreut, glaube ich … und ja, das war eine Sitzung, die gut war für die entstehende therapeutische Beziehung‹, freut sich jetzt auch Frau Mohn. Zuletzt war Frau Kimm bedächtig aufgestanden, hatte sich langsam orientiert und mit einem Ruck stürmte sie genauso aus dem Zimmer, wie sie gekommen war. Im Flur nahm sie noch einmal die falsche Richtung und raste dann zum Ausgang.

Frau Kimm: Zwischen der ersten und zweiten therapeutischen Sitzung verbringt Frau Kimm auch viel Zeit im Liegen, nicht auf der Couch, aber im Bett. Der März ist grau und trüb in dieser Woche. Das Osterwochenende hat Frau Kimm mit der Freundin verbracht. Ähnlich wie bei den Osterfeiertagen als Kind mit ihrer Oma durfte Frau Kimm alle Aktivitäten bestimmen. Genau wie mit der Oma sollte es Eierlikör geben für das perfekte Osterfrühstück. Um genau den Likör zu besorgen, den die Oma immer auf den Tisch gestellt hatte, war Frau Kimm extra ans andere Ende der Stadt gefahren. Ihre Freundin hatte nichts gegen das ausgedehnte Frühstück einzuwenden. Eigentlich war alles schön gewesen. Aber an den Tagen nach Ostern fühlte Frau Kimm sich erschöpft. Es ist Dienstag und am Tag darauf ist die nächste Stunde bei Frau Mohn. ›Dass ich neuerdings auch in der Therapie liegen kann, finde ich gerade gar nicht so schlecht. Ich habe einfach keine Kraft mehr‹, denkt Frau Kimm abends im Bett und seufzt tief.

Die zweite therapeutische Sitzung – Gemeinsam ins Arbeiten kommen

Frau Mohn: Frau Mohn öffnet die Tür. Frau Kimm, die schon auf der Fußmatte steht, trägt zur zweiten therapeutischen Sitzung einen blauen Pullover mit einem auffälligen Pailletten-Aufnäher in Herzform, dazu hohe Schuhe und türkisen Liedschatten. »Herzlich Willkommen«, sagt Frau Mohn. Frau Kimm erwidert: »Sorry, ich warne Sie jetzt schon einmal vor, Frau Mohn. Mit mir kann man heute nichts anfangen, ich werde Ihnen heute kaum was Sinnvolles erzählen können.« »Nun kommen Sie erst mal rein und atmen tief durch«, sagt Frau Mohn mitfühlend und bemerkt, dass Frau Kimm heute etwas weniger schwungvoll an ihr vorbeigeht. Die letzten Male hatte Frau Kimm ihr immer schon Einiges auf dem Flur zum Behandlungszimmer erzählt und sich auch manchmal nach ihrem Befinden erkundigt, fällt Frau Mohn jetzt ein. Heute geht Frau Kimm stumm ins Zimmer und bleibt zwischen Sessel und Couch stehen. Nervös verlagert Frau Kimm das Gewicht von einem hohen Absatz auf den anderen. »Ich setz mich erst mal auf den Sessel«, murmelt Frau Kimm, sodass Frau Mohn sie kaum hört, und lässt sich auf den Sessel fallen. Frau Mohn denkt: ›Die Couch scheint gerade für Frau Kimm unangenehm zu sein. Vielleicht handelt es sich bei Frau Kimms Zögern um einen Widerstand, sich hinzulegen und wirklich in die Therapie einzusteigen. Dieser Widerstand braucht jetzt wahrscheinlich erst einmal etwas Raum. Am wichtigsten ist, dass Frau Kimm jetzt erzählen kann, was sie beschäftigt und wo sie momentan steht.‹ »Jetzt merke ich Ihnen das auch an, dass Sie sich nicht so wohlfühlen, wie Sie mir das auch vorhin gesagt haben«, sagt Frau Mohn zu Frau Kimm. »Was beschäftigt Sie?«, fragt Frau Mohn. Frau Kimm sieht abwesend aus dem Fenster.

Frau Kimm: Frau Kimm fühlt sich elend, der knallblaue Himmel draußen hält ihr das scheinbar auch noch vor. Heute Morgen das Outfit auszusuchen, um hierherzukommen, war schon anstrengend. ›Wie soll ich da denn jetzt das ganze Gerede schaffen.‹ Als Frau Kimm reingekommen ist, wollte sie eigentlich sofort wieder gehen. Sie schaut Frau Mohn an. ›Keine Ahnung, womit ich schon wieder so beschäftigt bin, dass sogar der blaue Himmel mir auf die Nerven geht‹, denkt Frau Kimm. Eine Antwort darauf zu suchen fühlt sich einfach nur anstrengend an. Ihre Hand geht zu ihrem Kiefer. Sie fühlt so ein komisches Ziehen in den Zähnen, schon auf dem Weg hierher hatte sie Zahnschmerzen im Verdacht. Zu Frau Mohn sagt sie: »Alles tut weh.

Ich wäre beinahe zu Hause geblieben, weil es mir so elend geht.« Frau Kimm traut sich kaum, Frau Mohn anzuschauen. Sie hatte so gehofft, diese Therapie gut zu machen, und schon in der zweiten Sitzung scheitert sie. Aber als Frau Kimm Frau Mohn ansieht, scheint diese gar nicht enttäuscht zu sein. Frau Mohn sagt zu Frau Kimm: »Wissen Sie, da habe ich eine gute Nachricht für Sie. Ich weiß nicht, ob ich Sie damit jetzt überzeugen kann, aber genau in diesem Zustand sind Sie hier richtig. Genau darum, wie es Ihnen jetzt geht, wollen wir uns kümmern. Wichtig ist nur, dass Sie kommen. Alles andere machen wir zusammen.«

PRAXISTIPP

Eine der ersten Aufgaben für die Behandler:in ist, die Therapie abzusichern. Also sicherzustellen, dass die Patient:in zur Therapie erscheint, dass Gedanken, die wichtig für den Beziehungsaufbau sind, ausgesprochen werden und ambivalente Gedanken zur Therapie einen Raum bekommen. Dieses Absichern fällt unter Umständen gar nicht so leicht, weder der Therapeut:in noch der Patient:in, da es erfordert, negative und unangenehme Gedanken übereinander auf den Tisch zu legen und mit offenen Karten zu spielen.

Eine Abbruchgefahr besteht, wenn Abbruchgedanken nicht offen besprochen werden und die Patient:in sich nicht traut, über aufkommende Zweifel an der Therapie zu sprechen. Die Therapeut:in kann beispielsweise gleich zu Beginn mit der Patient:in besprechen, dass Abbruchgedanken nach den ersten Sitzungen sogar normal sind. Und zwar können diese unabhängig davon auftreten, ob man sich bereits entlastet fühlt durch die Therapie oder es einem zu Beginn der Therapie schlechter geht (da das Ausmaß der eigenen Belastung stark spürbar wird). Da viele psychische Erkrankungen mit Selbstabwertung einhergehen, können Gedanken entstehen, dass die Hilfe nun ausreichend war, man nicht noch mehr Mühe und Zeit kosten sollte.

Weitere Gedanken der Selbstabwertung könnten sein, dass man erst einmal besser in Form sein müsse, um zur Therapie gehen zu können. Um damit umzugehen, könnte der Patient:in z. B. vermittelt werden, dass sie die Hilfe in Anspruch nehmen darf, unabhängig von den auftretenden selbstabwertenden Gedanken.

Es ist also sinnvoll, zu besprechen, was passiert, wenn Gedanken auftauchen, dass die Therapie falsch ist, die Therapeut:in einen nicht versteht und die Therapie nichts bringt. Die Patient:in braucht die Einladung, diese Gedanken offen anzusprechen. Für die Therapeut:in stellen sie wertvolles Arbeitsmaterial dar und ihr Aufgreifen ist ein Schritt in Richtung Heilung.

9.2.2 Frühsommer

Themen der Themen der Therapiestunden: Positive Übertragung und Beziehungserfahrungen, Fantasien, Wünsche, Träume

Frau Mohn: Nach der Absicherung der Therapie und der Auftragsklärung starten Frau Kimm und Frau Mohn in die gemeinsame Arbeit. So ziehen die ersten zehn Wochen der Therapie ins Land. Die große Linde vor dem Fenster von Frau Mohns Behandlungszimmer, die zum Anfang der Therapie Knospen trug, trägt jetzt eine üppige Blätterkrone. Die Sonnenstrahlen, die durch die Blätter fallen, zeichnen ein lebendiges Muster an die Wand neben dem Schreibtisch.

Frau Mohn liest ihre Notizen. Sie erinnert sich, wie Frau Kimm zu ihr irgendwann zwischen der fünften und zehnten Sitzung gesagt hatte, dass sie die Couch immer mehr als Entlastung erlebe. Manchmal freue sie sich abends schon, in der nächsten Sitzung wieder nur von der Couch aus dem Fenster zu dem Baum und dem Himmel schauen zu müssen und nicht in ein Gesicht, das sie vermeintlich verurteilt. Außerdem fällt Frau Mohn ein, dass Frau Kimm sich noch oft zu ihr umgedreht hatte auf der Couch. ›Ja, das war schon auch anstrengend, auch bei mir das ständige Gefühl zu erleben, geprüft zu werden, ob ich Frau Kimm genug anerkenne und bewundere‹, denkt Frau Mohn.

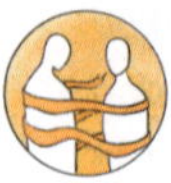

Diese komplementären **Gegenübertragungsgefühle** passen zu dem aktuell wirksamen phallischen Konflikt der Patientin. Frau Kimm schien in dieser ersten Zeit der Therapie nicht von der *Erstverschlimmerung* geplagt zu sein. Frau Mohn hatte ihr zu Beginn der Therapie erläutert, dass Symptome am Anfang spürbarer werden können, da die Aufmerksamkeit darauf gelenkt wird. Wie, wenn man das Haus putzt und einem auf einmal auch der Staub in den hintersten Ecken auffällt.

Es ist Freitag und Frau Mohn freut sich auch schon ein wenig aufs Wochenende. Sie überlegt, welche Patient:innen sie heute sehen wird, und glaubt, dass es ein guter Tag wird. Gleich kommt Frau Kimm. Wie vor jeder Sitzung versucht Frau Mohn, sich innerlich offen und frei zu stimmen für die nächste Sitzung. Dann klingelt es auch schon an der Tür. Frau Kimm kommt herein. Die beiden begrüßen sich und nehmen jetzt schon ziemlich routiniert ihre Positionen ein.

Frau Kimm: Frau Kimm macht es sich bequem auf der Couch. ›Daran habe ich mich schneller gewöhnt, als ich dachte‹, denkt sie. Ihr war in der Bahn etwas warm gewesen, weil sie nicht auf die gefütterte Jeansjacke verzichten wollte. Hier bei Frau Mohn ist es angenehm kühl und Frau Kimm ist froh, dass sie erst mal durchatmen kann. Das hätte sie sich am Anfang nicht getraut, aber seit Frau Mohn es ihr erklärt hat, weiß sie, dass sie sich die Zeit zum Ankommen nehmen darf. ›Zu Beginn habe ich gedacht, Frau Mohn fragt etwas oder ich muss direkt losreden.‹ Jetzt legt sie die Hand auf den Bauch, wie es Frau Mohn ihr vorgeschlagen hat. So kann sie sich auf die Bauchatmung konzentrieren und das hilft ihr, sich zu sammeln.

Jetzt hat Frau Kimm schon ein wenig Übung darin, auszusprechen, was an ihrem inneren Fenster vorbeizieht. So sagt sie: »Gerade war ich noch bei der Physiotherapie. Die Physiotherapeutin hat erzählt, dass sie den Urlaub plant mit ihrem Mann und dem Sohn. Eine kleine glückliche Familie. Ich habe mir dann vorgestellt, wie ich alleine mit meiner Partnerin am Strand sitze. Auch schön, aber auch irgendwie unvollständig. Mit 30 ist man auch nicht mehr die Jüngste. Ich wünsche mir das im Grunde so richtig kleinbürgerlich, wissen Sie? Ein Haus am Stadtrand mit meiner Freundin. Mit Terrasse und Sandkasten und Schaukel. Dann würde ich am Sonntag immer Kuchen backen und wir würden zusammen in der Sonne sitzen und unseren Kindern zugucken.« Frau Kimm fühlt sich richtig wohl beim Träumen und gleichzeitig tut es weh. Frau Kimm denkt: ›Frau Mohn fragt auch so lieb nach und findet alles spannend.‹ Frau Kimm lacht und sagt zu Frau Mohn: »Ist gerade ein bisschen so, wie früher meiner Oma von meinem Prinzessinenleben zu erzählen. Mit ihr konnte ich stundenlang träumen. Nur dass mir dieser Traum von Haus und Kindern ziemlich weit entfernt vorkommt.«

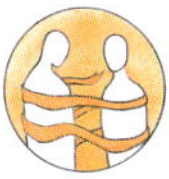

Frau Mohn: Als Frau Kimm anfängt, von der Großmutter zu sprechen, denkt Frau Mohn: ›Hm, ich bin gerade weniger angestrengt und das hat auch Frau Kimm bemerkt. Tatsächlich habe ich angefangen, mit Frau Kimm zu fantasieren, wie dieses Leben aussehen könnte, habe mich mitfreuen können und hab mich ehrlich interessiert für den friedlichen, genussvollen und partnerschaftlichen Lebensentwurf.‹ Bisher hatte Frau Mohn bei Frau Kimm oft Anstrengung empfunden, weil sie ihr das Gefühl gab, dass man mit dem Bewundern und

Anerkennen gar nicht hinterherkommen kann (**komplementäre Gegenübertragung**).

›Gerade fühle ich eine für mich angenehme Fürsorglichkeit für Frau Kimm und ihre Wünsche.‹ Frau Mohn dokumentiert ihre Gegenübertragungsgefühle im Stundenprotokoll. Mit Frau Kimm möchte sie jetzt herausarbeiten, dass das Träumen und die damit zusammenhängenden Gefühle wertvolle Ressourcen sind. Sie sagt zu Frau Kimm: »Wissen Sie, dieses lebhafte Vorstellen, also das Eintauchen in Träume, Wünsche und Bilder und das Erleben der damit zusammenhängenden Gefühle, erscheint manchmal so banal, oder nicht? Aber es macht in uns etwas, woraus wir Kraft schöpfen können. Aufgepasst, jetzt wird es kurz biologisch. Es ist nämlich so, dass im Gehirn die gleichen Areale aktiv werden, wenn wir uns vorstellen, schöne Dinge zu erleben, wie wenn wir tatsächlich schöne Dinge tun. Und dann werden all die guten Stoffe ausgeschüttet im Körper.« »Glückskonfetti«, sagt Frau Kimm. Frau Mohn freut sich über das Bild und dass Frau Kimm mit der Erklärung etwas anfangen kann. Dann sagt Frau Kimm: »Aber Frau Mohn, gerade fühlt sich das nicht nach Glückshormonen an in mir. Ich bin auch traurig, weil ich das alles ja noch nicht habe.« Frau Mohn erwidert: »Wirklich? Ganz und gar nicht?« Frau Kimm sagt: »Nein. Mein Leben ist weit davon entfernt.« Frau Mohn sagt: »Dass es erst mal danach aussieht, ist verständlich, Ihnen fehlen das Haus und die Kinder. Aber wenn sie sich genauer hineinfühlen, wie steht es um die echte Freundin, die echte Sonne, die echte Bank aus ihren Träumen? Gibt es die nicht schon?« »Hm ... ja«, sagt Frau Kimm, noch etwas zögerlich, und schließt dann doch an: »Backen tue ich ja schon am Sonntag für meine Freundin.« »Aber irgendwie kommt es mir so vor, als würden Sie das noch nicht unter erfüllter Sehnsucht verbuchen, wenn Sie das so sagen ... wie fühlt sich das für Sie an?« Frau Kimm protestiert: »Na ja, ja klar ist das für mich keine erfüllte Sehnsucht. Mein

Traum ist ja auch nicht wahr geworden bisher.« »Es ist also für Sie so, dass eine einzige Perle an der Kette nichts wert ist, solange keine Perlenkette daraus wird?« In diesem Diskutieren vergessen Frau Kimm und Frau Mohn fast die Zeit. Frau Kimm liefert Bilder, Frau Mohn stellt viele Fragen, lässt sich auf Frau Kimms Bilder ein. Trotz konzentrierter und fast hitziger Diskussion gehen beide erfüllt aus der Sitzung.

Frau Mohn merkt, wie stolz sie auf die gemeinsame Arbeit in der Sitzung ist, und dokumentiert:

DOKUMENTATION FÜR DAS STUNDENPROTOKOLL

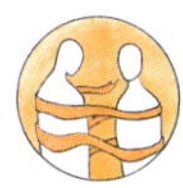

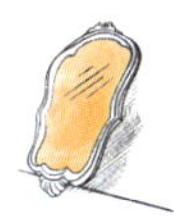

In der elften therapeutischen Sitzung werden positive Übertragungsgefühle im Kontakt spürbar. Die Patientin stellt während der Arbeit im Liegen den Zusammenhang zu der Beziehungserfahrung mit der Großmutter mütterlicherseits her. Sie überträgt diese positive Beziehungserfahrung auf die Therapeutin (**positiv getönte Übertragung**). Zur Großmutter bestand in den ersten Lebensjahren eine verbindliche, stabile, versorgende Beziehung, während die Eltern der Patientin von Streit, Trennungen und Wiederversöhnungen absorbiert waren. Diese Beziehungserfahrungen mit der Großmutter sind jetzt prozessfördernd und stärken die therapeutische Beziehung. Die Großmutter scheint als Behältnis für frühkindliche Emotionen der Patientin zur Verfügung gestanden zu haben. Damit war die Basis für den Halt in der Welt gelegt (**erstes Containment, erstes Selbstobjekt**). Diese Basis kann nun in der Therapie genutzt werden.

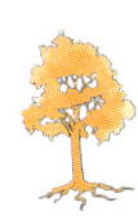

Die beschriebene Beziehungsübertragung verdeutlicht gleichzeitig, dass die Patientin die orale Entwicklungsphase (**orale Phase**) gut durchleben konnte, ohne dass stark unbefriedigte Bedürfnisse nach Halt und Zuwendung zurückblieben. Denn wären orale Bedürfnisse erheblich unerfüllt

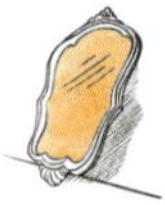

geblieben, würde die Patientin vermutlich in der Analysestunde ein unkontrolliertes Zurückfallen in frühkindliche Zustände der Angewiesenheit auf die emotionale Versorgung (**maligne Regression**) erleben. Oder es wäre zu befürchten, dass sie in einen Zustand verhärteten Widerstands gerät, der die prozessförderliche Regression als Heilungschance erst gar nicht zulässt.

Vor diesem Hintergrund kann sich die Therapie auf die aktuell wirksamen Konflikte aus der analen und phallischen Phase konzentrieren. Das ermöglichte der Therapeutin in der elften Sitzung, die Patientin mild zu konfrontieren und weiter zu klarifizieren. Die Konfrontation mit einengenden Leistungsansprüchen an den eigenen Lebensvollzug konnte von der Patientin toleriert und zur weiteren Durcharbeitung genutzt werden.

HINWEIS Klarifizieren, Konfrontieren, Deuten, Durcharbeiten[5]

Techniken, die in der Analyse regelmäßig zum Einsatz kommen, sind das Klarifizieren, das Konfrontieren, das Deuten und Durcharbeiten. Alle diese Techniken können sich dabei auf unterschiedliche Ebenen beziehen: Klarifiziert, konfrontiert und gedeutet werden kann in Bezug auf den Inhalt, den aktuell wirksamen unbewussten Konflikt, das Übertragungs-Gegenübertragungs-Geschehen, die Abwehr und den Widerstand in der Therapie.

Klarifizieren

Die Therapeut:in fragt immer weiter, um den Inhalt und damit verbundene Affekte der erzählten Sequenz für beide sichtbar und fühlbar zu machen. Für die gemeinsame Arbeit ist es wich-

5 Zur Vertiefung siehe Sandler J, Dare C, Holder A (2015). Die Grundbegriffe der psychoanalytischen Therapie. Stuttgart: Klett-Cotta.

tig, dass sowohl Patient:in als auch Therapeut:in konkret wissen, worüber gesprochen wird, und ein möglichst gleiches Verständnis des Gesprächsgegenstandes entsteht. Danach kann in einem weiteren Schritt herausgearbeitet werden, welche verborgenen, ambivalenten, verbotenen Emotionen mit den Gesprächsinhalten eigentlich verknüpft sind.

Konfrontieren

Konfrontieren ist Teil der aufdeckenden Arbeit in der analytischen und tiefenpsychologischen Psychotherapie. Aufdeckende Arbeit bedeutet, dass ein Weg gebahnt wird zu den Erlebensinhalten, die vom Bewusstsein ferngehalten werden. Konkret bedeutet Konfrontation, wenn in einer erzählten Sequenz Widersprüche auftauchen und die irritierte oder verwunderte Therapeut:in darauf hinweist. Das Spiegeln des Widerspruchs führt dazu, dass das Gesagte noch einmal genauer betrachtet werden kann. Die therapeutische Beziehung muss an diesem Punkt stabil genug sein, um diese aufdeckende Arbeit zu tragen.

Deuten und Durcharbeiten

Die Therapeut:in stellt Hypothesen zur Verfügung, was das gelieferte Material der Patient:in (Träume, Assoziationen, Erlebnisse, Erinnerungen) für eine innere Bedeutung haben könnte. Das Entscheidende dabei ist, was dann geschieht: wie die Patient:in auf den Vorschlag der Therapeut:in emotional anspricht. Es gibt nicht *eine* inhaltlich richtige Deutung, sondern die Stärke der Resonanz/des Widerstandes der Patient:in auf die Deutung dient als Wegweiser zu persönlich bedeutsamen Themen. Diese Themen werden dann aufgegriffen, durchgearbeitet und können so integriert werden.

9.2.3 Sommer

Themen der Therapiestunden: Zugang zur eigenen Aggression, Übertragung-Gegenübertragung im therapeutischen Prozess am Beispiel des analen Autonomie-Abhängigkeits-Konflikts in Form von Aggression vs. Schuld

Frau Mohn: ›Höchste Zeit, meinen Urlaub bekannt zu geben‹, denkt Frau Mohn, als sie sich mit ihrem Notizheft Luft zuwedelt. Mittlerweile ist der laue Frühsommer zu einem staubig-stickigen Sommer in der Stadt geworden. Nicht Frau Mohns liebste Jahreszeit, deswegen wird sie mit ihrem Mann zum ersten Mal nach Schweden verreisen. Frau Mohn seufzt und denkt: ›Bei der Hitze kam mir die Sprechstunde gerade doppelt anstrengend vor. Widerstand fühlt sich manchmal wie ein Ringkampf an, auf den ich keine Lust habe. Der Schweiß auf der Stirn passt dazu perfekt.‹ Zur Sprechstunde war ein junger, schwer depressiv verstimmter Mann erschienen. Er könne nicht zur Arbeit gehen und melde sich viel krank. ›Ich habe ihn etwas nach seiner aktuellen Lebenssituation und nahestehenden Personen gefragt‹, erinnert sich Frau Mohn. Der Mann hatte daraufhin kaum Personen nennen können und seine Familie als »normal« beschrieben. ›Als ich dann genauer nachfragen wollte, wie er sich denn seine zwischenmenschlichen Beziehungen wünsche, hat er mir gesagt, dass das jetzt nicht im Vordergrund stehe.‹ Für diesen Widerstand in einer ersten Sitzung hat Frau Mohn Verständnis. Man lernt sich ja gerade erst kennen. Dennoch ist dieser Widerstand anstrengend. Arten eines derart verhärteten Widerstands kennt und erlebt Frau Mohn häufiger in Form von Ablehnung eines therapeutischen Prozesses oder als eine vollständige Einstellung auf emotionale Selbstversorgung. ›Wie bei diesem Mann aus der Sprechstunde‹, denkt sie, ›er hat gesagt, dass es am besten funktioniere, wenn er alles mit sich selber ausmache.‹ Frau Mohn kennt dieses Verhalten im Widerstand, dabei werden aufkommende Gefühle der Bedürftigkeit sofort ignoriert, weggeschoben, die Schultern gezuckt oder das Thema gewechselt. ›Personen, die sich derart unabhängig gemacht haben, kommen zu mir, weil ihre Symptome ihre Pläne durchkreuzen. Aber die Abwehr des Wunsches nach emotionaler Versorgung ist im Moment noch wichtig und schützend für die Patient:innen. Deshalb kann ich in so einer Situation nur schwer überhaupt an den Therapieauftrag herankommen.‹ Frau Mohn spürt in diesen Fällen eine starke Bedürftigkeit, darf diese aber nicht ansprechen. Sie bekommt keine Autorisierung zur Hilfestellung. ›Das treibt einem schon mal den Schweiß auf die Stirn. Und es tut weh, weil es sich fast anfühlt wie unterlassene Hilfeleistung‹, denkt sie.

Umso mehr freut sie sich jetzt auf Frau Kimm, die gleich zur nächsten Sitzung erscheinen wird, vermutlich pünktlich, wie immer. Ansonsten konnten die beiden gut ins Arbeiten kommen, vor allem weil Frau Kimm nun eine neue Arbeitsstelle hat. Durch diesen sozialen Kontext wird vor allem der phallische Konflikt immer wieder spürbar und Frau Kimm bringt viel Material für die therapeutische Arbeit mit. Frau Mohn steht auf, holt sich noch ein Glas Wasser und nimmt sich die Zeit, innerlich frei und offen zu werden für die bevorstehende Arbeit mit Frau Kimm.

Frau Kimm: ›Man, ist das heiß. An solchen Tagen sollte niemand in der Bahn sitzen‹, denkt Frau Kimm und ist ein wenig besorgt, dass sie durch die Hitze wieder ihren Ausschlag bekommen könnte. In Frau Kimms Leben hat sich einiges getan. Für die Stelle in der Werbeagentur in ihrer Stadt hatte Frau Kimm ein virtuelles Bewerbungsgespräch gehabt. Sie hatte sich an diesem Tag lange auf das Gespräch vorbereitet, es hatte gedauert, sich zurechtzumachen, und eine Ewigkeit, den passenden Hintergrund zu finden. Dann, als sie den virtuellen Raum betreten hatte, musste sie sich überwinden, ihre Kamera zu starten. Aber dann war alles erstaunlich gut gelaufen. Das Onboarding konnte sie online machen und seit vier Wochen fährt sie jeden Tag in das Großraumbüro draußen im Industriegebiet. Auch jetzt gerade kommt Frau Kimm von der Arbeit. In dem großen Büro, wo Frau Kimms Arbeitsplatz direkt in der Mitte ist, herrscht eigentlich eine angenehme Temperatur. Überhaupt mag Frau Kimm das Büro ganz gerne. Sie hat auch ihren Schreibtisch mit Blumen versehen und es fällt ein angenehmes Licht durch die großen Fenster. ›Das Einzige ist, dass ich da so in der Mitte bin und man trotz der Stellwände gefühlt von allen Seiten zusehen kann, was ich mache ...‹, denkt Frau Kimm. Die Probezeit ist nun fast vorüber und Frau Kimm denkt immer sorgenvoller an das bevorstehende Vertragsgespräch mit ihrer Vorgesetzten. ›Damit die mich auch wirklich übernehmen, brauche ich jetzt unbedingt die Verlängerung meines Schwerbehindertenausweises und dafür brauche ich Frau Mohns Zustimmung‹, denkt Frau Kimm. Diesen Ausweis hat Frau Kimm noch aus ihrer Zeit, in der sie aufgrund der schlimmen sozialen Ängste und der Schmerzen viel in der Klinik war. ›Erst mal kam mir das so krass vor, diesen Ausweis zu haben, aber in der Klinik haben den alle beantragt. Damals hatte sich rumgesprochen, dass man dadurch vorzeitig in Rente kann, falls man das nicht schafft ... oder so ähnlich‹, denkt Frau Kimm. Schon beim Einstellungsgespräch hatte Frau Kimm gesagt, dass sie aufgrund von chronischen Schmerzen im Rücken einen Schwerbehindertenausweis besitze. ›Höchste Zeit, den zu verlängern ...‹, denkt Frau Kimm. Mittlerweile ist sie vor Frau Mohns Tür angekommen.

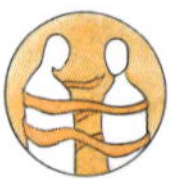

Frau Mohn: ›Nanu, heute kommt Frau Kimm ja ganz besonders geschäftig und zielstrebig herein‹, denkt Frau Mohn, als Frau Kimm an ihr vorbeistürmt und sich auf die Couch setzt. Bevor Frau Mohn richtig sitzt, platzt Frau Kimm heraus: »Ich habe für Sie hier etwas mitgebracht, Frau Mohn«, greift in die riesige Lackhandtasche und zieht ein Formular heraus, das sie der verwunderten Frau Mohn in die Hand drückt. Frau Mohn schaut auf das Formular »Stellungnahme zur Verlängerung des Schwerbehindertenausweises«. Sie ist im ersten Moment verwundert: ›Wer hat Frau Kimm denn für schwerbehindert eingeschätzt? Bei welcher Teilhabe am Arbeits- oder Sozialleben ist sie denn schwer behindert?‹ Frau Mohn nimmt sich die Zeit, ihre eigene Reaktion genau zu beobachten, während Frau Kimm ihr die ganzen Vorteile aufzählt, die der Ausweis hat. ›Ich verstehe das Bedürfnis, nicht so einfach gekündigt werden zu können ... und erlebe das dringende Gefühl, Frau Kimm bei der eigenen Entlastung unterstützen zu wollen. Ein Gefühl, Frau Kimm nicht zu viel zumuten zu können‹, denkt Frau Mohn und hört sich selbst dabei zu, wie sie zu Frau Kimm sagt: »Hm, wenn sie mir das so erläutern, verstehe ich das richtig gut, damit wäre die Anstellung schon einmal abgesichert.« Während Frau Mohn sich das so sagen hört, ist sie verwundert über ihren ersten Impuls. Frau Mohn bemerkt, dass diese Irritation über ihre Fürsorglichkeit (**konkordante Gegenübertragung**) daher rührt, dass diese Fürsorge ein bestimmtes Selbstbild von Frau Kimm unterstreicht: ›Ich vermute, dass mein eigenes Gefühl sich auf Frau Kimms Selbstbild bezieht, sich nicht viel zumuten zu können, externe Hilfe zu brauchen, um vor Auseinandersetzung geschützt zu sein ...‹ Da kommt Frau Mohn der nächste Gedanke: ›Vermutlich fühle ich in der **Gegenübertragung** die zwei Seiten des Autonomie-Abhängigkeits-Konflikts bzw. Aggression-Schuld-Konflikts. Auf der einen Seite Vorsicht, Schonung, nicht zu weit vorwagen. Auf der anderen Seite eine konstruktive Aggression. Ich möchte, dass Frau Kimm lernt, sich selbst zu zeigen und zu schützen, auch durch positive Aggression.‹

PRAXISTIPP

Im obigen Abschnitt wird deutlich, wie die Therapeutin das Gegenübertragungsgeschehen nutzt, um in einem ersten Schritt zu ergründen, ob sie gerade die Erlebenswelt der Patientin oder die des Gegenübers spürt. Dies ist nützlich, da es Aufschluss darüber gibt, wie der Konflikt die emotionale Reaktion der Patientin beeinflusst. In einem zweiten Schritt erfühlt die Therapeutin, um welche Seite des Konfliktes es gerade geht, und überlegt, wie sie die andere Seite des Konfliktes ins therapeutische Gespräch einbringen kann. Dies ermöglicht, die Gefühle von beiden Seiten des Konfliktes spürbar werden zu lassen, was wieder ein Schritt in Richtung Integration ist. Integration bedeutet, den Konflikt zuerst bewusst zu machen und dann die beiden widersprüchlichen Gefühle gemeinsam zu erleben und deren Widersprüchlichkeit auszuhalten. Integration bedeutet, Widersprüche in sich selbst zu vereinen und damit den inneren Konflikt, das innere Hin und Her, aufzuheben.

Frau Kimm: Frau Kimm schaut angespannt in Frau Mohns nachdenkliches Gesicht. ›Jetzt hat sie schon lange nichts mehr gesagt. Diese Pausen im Gespräch immer bei diesen ernsthaften Psychologinnen.‹ Frau Mohn scheint sich dann kurz zu sammeln und etwas in ihrem Gesicht erhellt sich. Sie sagt zu Frau Kimm: »Also ja, wissen Sie, ich verstehe Ihr Bedürfnis, den Ausweis als Stütze zu nutzen. Aber wenn ich genau hinfühle, habe ich das Gefühl, dass Sie sich damit in der Nische der psychisch kranken Person verstecken. Das fördert nicht unseren gemeinsamen Auftrag, an der Freiheit zu arbeiten, sich wirklich zeigen zu lernen. Mit allen positiven und negativen Konsequenzen, die das hat. Und sich bei den negativen Konsequenzen, also z. B. Streit, selbst schützen zu lernen. Vielleicht sogar einen Streit zu einem gegenseitigen Nutzen wandeln zu lernen.« Frau Kimm denkt irritiert: ›Unser Auftrag ist ja wohl, mir zu helfen. Und der Ausweis hilft mir doch. Das muss ich Frau Mohn anscheinend schon noch einmal klarmachen.‹ Das Gefühl, mit ihrem Wunsch zurückgewiesen zu werden, spannt Frau Kimm für einen Moment so stark an, dass sie eigentlich aufstehen und gehen will. Aber dann schaut sie in Frau Mohns freundliches Gesicht. Da merkt sie, dass die Worte »Freiheit und sich zeigen« ihr noch im Kopf hängen. Sie merkt aber auch, wie sie schmollend ihre Unterlippe vorschiebt. Erschreckt stellt Frau Kimm fest, dass das wohl auch Frau Mohn bemerkt haben muss, da diese sagt: »Lese ich da Unzufriedenheit in Ihrem Gesicht?« Frau Kimm fühlt sich ertappt, will aber jetzt auch sagen, was Frau Mohns Reaktion bei ihr ausgelöst hat. So gehen die beiden der Frage nach, welcher Schritt sich besser anfühlt: sich mehr Unterstützung zu verschaffen durch den Ausweis oder sich selbst mehr schützen zu lernen. Nach einer Weile sagt Frau Mohn ermutigend: »Ich finde unsere Diskussion war bis zu diesem Punkt sehr hilfreich. Ich kann sowohl dem Verlängern als auch dem Verzichten auf den Ausweis etwas abgewinnen. Jetzt bin ich gespannt, wie Sie sich entscheiden.« ›Puh, zum Glück, d.h. wenn ich will, wird die den Wisch schon ausfüllen‹, denkt Frau Kimm erleichtert. Trotzdem sagt sie zu Frau Mohn: »Ja, also wenn Sie meinen, nicht, dann mach ich das nicht.« Frau Mohn lächelt entspannt und wieder holt freundlich: »Sie entscheiden. Und ich bin an Bord.« Frau Kimm zögert kurz und sagt dann schließlich: »Okay, dann möchte ich den Ausweis.«

Frau Mohn: Frau Mohn begleitet Frau Kimm am Ende der Sitzung noch zur Tür. ›Wow. Das waren viele Wendepunkte und zur Abwechslung hatten wir es mal etwas mehr mit dem zweiten, dem analen Konflikt zu tun.‹

Frau Mohn dokumentiert das Geschehen der Sitzung und die Entscheidung bezüglich des Ausweises im Stundenprotokoll:

DOKUMENTATION FÜR DAS STUNDENPROTOKOLL

Ein scheinbar kleiner, formeller Vorfall führte heute zu einer nutzbringenden **Übertragungs-/Gegenübertragungs-Dynamik** und ermöglichte der Patientin in der therapeutischen Beziehung in Kontakt mit ihrem Autonomiebedürfnis zu kommen, welches in der Beziehung zu ihrer Mutter unbeantwortet blieb (**analer Konflikt**).
Die Patientin trug an die Therapeutin ein Absicherungsbegehren heran. Es ging um die Verlängerung ihres Schwerbehindertenausweises. Das löste zunächst mitfühlende Gegenübertragungsgefühle aus. Die Gefühle standen jedoch im Widerspruch zur eignen Überzeugung, dass die Patientin gar nicht so fragil ist. Möglicherweise sind die Gegenübertragungsgefühle auf eine Mutter-Übertragung zurückzuführen und nicht auf eine tatsächliche Sorge. Die Mutter hielt die Patientin für zu schwach, so wie es bereits auch in der Großmutter-Mutter-Kommunikation tradiert war in der Familie. Hier eröffnete sich die Möglichkeit, die Patientin in Kontakt zu bringen mit ihrem Autonomiebedürfnis. Dies erfolgte durch das gemeinsame Disputieren des Für und Wider dieser Entscheidung zur Durcharbeitung der Frage, wie schwach oder stark sie sich erlebe und wahrgenommen werden möchte. So hatte die Patientin die Möglichkeit, ihrem Autonomiebedürfnis nachzuspüren und eine eigene Entscheidung zu fällen. Sie nutzte die Deutung der Schutzfunktion des Ausweises, um für sich noch einmal zu erfühlen, dass sie auf diese Schutzfunktion nicht verzichten wolle, und entschied sich für die Verlängerung des Ausweises. Das kann als Autonomieschritt und als Beginn der weiteren Auseinandersetzung mit der Therapeutin gesehen werden. Die Patientin muss es der Therapeutin jetzt nicht mehr immer recht machen.

Wieder vergehen ein paar Sitzungen, in denen Frau Mohn und Frau Kimm in der Therapie vor allem mit dem phallischen Konflikt beschäftigt sind. Jetzt nach der Sitzung mit Frau Kimm kurz vor ihrem Urlaub sitzt Frau Mohn an ihrem Schreibtisch und dokumentiert die Stunde. ›Wie gut, dass Frau Kimm nun richtig voranarbeitet mit ihrer Aggression‹, Frau Mohn freut sich über die Ereignisse der vergangenen Sitzung. Frau Kimm war hereingerauscht und hatte verkündet, dass sie im Lichte des bevorstehenden Vertragsgesprächs vorhabe, doch auf den Schwerbehindertenausweis zu verzichten. Sie war sich nun auch gar nicht mehr sicher, ob sie den Ausweis überhaupt schon bei der Arbeit erwähnt hatte. Frau Kimm hatte gesagt, dass sie diesen auf jeden Fall noch nicht in der Personalabteilung vorgelegt hat, sodass sie sich nun umentscheiden könnte. Frau Mohn hatte dann genauer nachgefragt und es stellte sich heraus, dass Frau Kimm sorgenvoll überlegt hatte, ob ihr der Ausweis vielleicht sogar mehr schaden als nützen könnte.

Frau Mohn deutet die Geschehnisse um den Schwerbehindertenausweis in der Dokumentation so:

DOKUMENTATION FÜR DAS STUNDENPROTOKOLL

In der weiteren Bearbeitung merkt die Patientin, dass der Ausweis für sie nicht nur Schutz ist, sondern sie auch behindern könnte, weil sie von vorneherein als nicht belastbare Kollegin wahrgenommen wird. Die Patientin glaubt, dass ihre Bemühungen, von den Kolleginnen geschätzt zu werden, durch den Ausweis beeinträchtigt werden könnten und es schwerer für sie wäre, sich zu behaupten. Sie zieht die Möglichkeit in Betracht, auf den Schwerbehindertenausweis zu verzichten. Die Patientin bemerkt Gefühle von enormer Schwere, bringt das mit Bildern von Sich-selbst-Bremsen oder Nicht-vom-Fleck-Kommen zusammen und auch erheblicher Wut (beides Gefühle der Wendung gegen sich selbst). Dann erzählt sie, dass sie genau diese Gefühle öfter in der Woche verspürt und sich dann die Fingernägel zu tief eingeschnitten habe (selbstverletzendes Verhalten). Dieses Verhalten hatte die Patientin zunächst nicht in Verbindung gebracht mit den Gefühlen, die sie wahrnahm, erkennt es jedoch in der Sitzung als Aggression gegen sich selbst und ist von deren Ausmaß überrascht. Es gelang ihr, den dazu führenden Gefühlen nachzuspüren und den Zugang zu ihren starken aggressiven Gefühlen zu finden. Es erstaunte die Patientin, wie oft sie derartige Gefühle erlebt und wie drängend der Wunsch ist, sie destruktiv einzusetzen.

HINWEIS Konflikt

Ein Konflikt besteht aus zwei widersprüchlichen Bedürfnissen. Im o. g. Beispiel stehen sich der Wunsch nach Autonomie und Selbstbestimmung und das Bedürfnis nach Schutz und Schonung und damit abhängig zu sein gegenüber. Dieser Konflikt wird aktuell ausgetragen über Aggression versus Schuld: Aggression als Schritt in die Autonomie und Schuld als Sorge, schuldhaft den Schutz und die Fürsorge anderer zu verlieren durch die eigene Aggression. Eine Seite des Konflikts wird meist nicht gelebt, wenn der Konflikt unbewusst wirkt. Zum Beispiel, wie bei Frau Kimm zu Beginn der Therapie, die autonome Seite des Konfliktes, ihre aggressiven Impulse. Da die andere Seite jeweils nicht erlebt wird, bleibt der Konflikt unbewusst und kann nicht aufgelöst werden. Es entsteht ein inneres Hin und Her und Zufriedenheit stellt sich nicht ein. Um innerlich frei von diesem Hin und Her zu werden, müssen beide Seite des Konfliktes bewusst gemacht werden. Die Patient:innen müssen lernen, die gleichzeitige Existenz beider Gefühle anzuerkennen und den Konflikt so zu integrieren.

9.2.4 Herbst

Themen der Therapiestunden: Inszenierung und der phallische Konflikt

Frau Mohn: Frau Mohn fröstelt an ihrem Schreibtisch und überlegt, ob sie die Heizung anstellen soll. Stattdessen zieht sie sich ihren bordeauxfarbenen Lieblingsschal über und macht sich eine Tasse Tee. Der Baum vor dem Fenster verfärbt sich mehr und mehr und es nieselt schon seit Tagen.

Frau Mohn denkt an Frau Kimm und ihre gemeinsame Arbeit. Gleich wird Frau Kimm bei Frau Mohn wieder auf der Couch liegen. Die Fortschritte in der Arbeit an den Konflikten scheinen auch zu Verbesserungen in Frau Kimms Alltagsleben zu führen: Nicht nur die Anstellung von Frau Kimm zeigt Frau Mohn, dass die gemeinsame Arbeit Früchte trägt, auch die Reduktion ihrer körperlichen Symptomatik spricht dafür, dass Frau Kimm auf die Therapieform anspricht. ›Weil sie ihren Kummer und ihre seelischen Verletzungen nicht mehr über körperliche Schmerzen ausdrücken muss und gelernt hat, ihre Aggression und Wut in Worte zu fassen‹, denkt Frau Mohn. Während Frau Kimm zu Beginn der Therapie permanent über wechselnde Beschwerden klagte, wie Magen-Darm-Beschwerden, Rücken-, Nacken- oder Zahnschmerzen, berichtet Frau Kimm über die Zeit immer seltener von so vielen unterschiedlichen Schmerzen und aktuell nur noch von Magenschmerzen. ›Und die treten laut Frau Kimm noch immer dann auf, wenn sie eigentlich wütend und ärgerlich sein müsste‹, erinnert sich Frau Mohn. Frau Mohn hatte sich heute Morgen eine Tasche gekauft, an der sie immer wieder auf dem Weg zu Arbeit vorbeigelaufen war. ›Hm, ein wenig auffällig das Rot und auch die goldene Schnalle … ob ich mich mit dem guten Stück nicht vielleicht ein bisschen unwohl fühle?‹, denkt Frau Mohn.

Damit widmet sie sich gedanklich gleich einem weiteren Thema aus Frau Kimms Therapie: dem phallischen Konflikt. Sie überlegt: ›Direkt zu spüren bekomme ich den Konflikt in unseren Begegnungen, wenn ich mich beeindruckt fühle vom aufwendig gestalteten Äußeren, der strahlenden Fröhlichkeit zur Begrüßung. Denn gleichzeitig erlebe ich auch einen Anflug von Anstrengung und Traurigkeit, irgendetwas wirkt zu viel und inszeniert, macht dann ärgerlich (**komplementäre Gegenübertragung**).‹

Über die Zeit ist Frau Mohn aufgefallen, dass sich der phallische Konflikt nicht nur offensichtlich in der Gestaltung des eigenen Äußeren, der Auftretensweise zeigt und in Frau Mohns Gegenübertragung, sondern oft auch leise, in Nebensätzen. Frau Mohn liest in ihrer Dokumentation, dass Frau Kimm traurig ihre Partnerin zitiert hatte: »Wenn wir Besuch haben, wirst du erst in fünf Stunden normal«, das hätte die Partnerin über Frau Kimm gesagt. Frau Kimm berichtet, dass in solchen Situationen die Angst, sich zu zeigen, so groß ist, dass sie erst einmal lange nichts sagen kann oder überdreht und gekünstelt losquasselt. Dann passiere es oft, dass sie vor Aufregung viel zu intime Details über sich und ihre Partnerin erzählt. ›Zu dieser Zeit war mein Gefühl, mit ihr sehr vorsichtig umgehen zu müssen, damit Frau Kimm sich selbst nicht überfordert‹, erinnert sich Frau Mohn. ›Ich habe ständig versucht, das Tempo der Selbstoffenbarung zu reduzieren, indem ich ihr angeboten habe, noch einmal durchzuatmen und nachzuspüren, wie viel sie sich gerade zeigen möchte durch das Teilen von intimen Informationen.‹ Dieses »Oversharing« hatte Frau Mohn bei Frau Kimm immer daran bemerkt, dass diese hochkonzentriert und mit zittrigen Händen angespannt dalag, nachdem sie eine Sequenz erzählt hatte. Frau Mohn hatte bemerkt, dass es Frau Kimm sehr viel Überwindung gekostet hatte, sich nicht rückzuversichern. ›Ich war ständig damit beschäftigt, zu verhindern, dass Frau Kimm erst auf der einen Seite des phallischen Konflikts overshared und dann zu Hause die andere Seite, die große Scham, erlebt und nicht mehr zur Therapie kommt.‹

Frau Mohn wickelt sich noch einmal den Schal enger und hofft, dass Frau Kimm sich heute gut auf eine Fühl- und Bildsprache einlassen und Alltagsbeschreibungen bzw. Faktensprache einen Moment loslassen kann. Frau Kimm und Frau Mohn haben die wöchentliche Stundenanzahl auf drei Stunden in der Woche erhöht. Die zweistündige Frequenz war die Probezeit für die Patientin, wie gut sie sich auf das Setting einlassen kann und wie gut es gelingt, sich aus der Regression wieder in das Alltagsleben zu begeben. ›Das ist mit Frau Kimm bisher gut gelungen‹, denkt Frau Mohn. ›Ich bin gespannt auf die Premiere einer dritten Wochensitzung.‹

Frau Kimm: Frau Kimm schaut aus dem Fenster der Bahn und beobachtet das rege Treiben der Marktgänger:innen, die schon früh an diesem Mittwochnachmittag in den Feierabend zu starten scheinen. ›Dass hier mittwochs Markt ist, ist mir bisher gar nicht aufgefallen …‹, denkt Frau Kimm, und bemerkt: ›Konnte es ja auch gar nicht. Das ist die erste Woche, in der ich dreimal zur Therapie komme.‹ Frau Kimm fühlt sich bei Frau Mohn gut aufgehoben und in letzter Zeit ging es ihr körperlich besser. Früher war sie oft mit Schmerzen am ganzen Körper aufgewacht und hätte sich so gar nicht vorstellen können, zur Arbeit zu gehen. Eigentlich müsste ihr das jetzt leichter fallen, aber trotzdem waren die letzten Wochen hart gewesen für Frau Kimm und sie denkt: ›Seitdem die Schmerzen im Körper weg sind, tun mir irgendwie die Leute um mich herum weh.‹ Sowohl bei ihrer Partnerin als auch bei den Kolleg:innen hatte Frau Kimm die letzten Wochen das Gefühl, dass die Leute, mit denen sie zu tun hat, nicht mehr so freundlich zu ihr sind wie sonst. Als wäre Frau Kimm im falschen Film, als wäre sie auf einmal in einer

Parallelwelt aufgewacht, in der alle, die sie vorher geliebt haben, ihr jetzt eisig entgegentreten. ›Ich wünsche mir einfach nur ein Happy End, dass mich alle lieb haben und dass das so bleibt. Hoffentlich hat Frau Mohn mich noch gern ...‹, sorgt sich Frau Kimm, lässt den Kopf hängen und verschnellert ihren Schritt, als sie aus der Bahn steigt und zu Frau Mohns Praxis geht.

Frau Mohn: »Ich ... ich fühle mich so ungeliebt. Immer wieder. Dabei läuft eigentlich alles in letzter Zeit besser. Aber immer wieder kommt der Moment, wo die anderen mich nicht mehr gernhaben. Ich wünsche mir nichts mehr als endlich mal ein Happy End mit den Leuten um mich rum.« Frau Kimm presst die Worte zwischen den Lippen hervor und scheint beinahe daran zu ersticken. »In der letzten Woche ...«, beginnt Frau Kimm und taucht dann ein in einen langen Bericht über Situationen, in denen sie sich ungeliebt und unfreundlich behandelt gefühlt hat. Frau Mohn denkt: ›An diesem Punkt der Therapie möchte ich dem Impuls, Frau Kimm zu trösten, direkt zu bestätigen und dadurch zu entlasten, nicht mehr folgen.‹ Frau Mohn möchte zunächst versuchen, mit Frau Kimm in eine symbolhafte, lebendige Sprache zu kommen. Sie möchte Frau Kimm anregen, sich zu erlauben, nun den eigenen Assoziationen zu ihren Schilderungen nachzugehen. So kann Frau Kimm von der Tu-Sprache, also »die Anderen haben ... und dann habe ich ...«, ins Erleben und Fühlen kommen und der Konflikt kann bewusst werden. »Vorhin fiel doch das Wort Happy End ... was war denn da Ihre Assoziation?«

Frau Kimm: ›Also wirklich, diese Therapie ... immer diese zufälligen Gedanken teilen ... das sind ja oft die komischsten, peinlichsten Sachen. Aber wenn die meint‹, wundert sich Frau Kimm über Frau Mohns Frage. Aber Frau Kimm war schon öfter überrascht, wie Frau Mohns Fragen manchmal einen Knoten gelöst haben, den Frau Kimm vorher gar nicht gesehen hat. ›Und die Therapie wirkt, ich hab ja meinen Job‹, denkt Frau Kimm. Zu Frau Mohn sagt Frau Kimm: »Meine Gedanken gehen gerade in die Richtung, dass wir nächste Woche schon wieder Besuch bekommen und ich auch da so angestrengt versuchen werde, dass es ein Happy End an dem Wochenende gibt, dass der Besuch unsere Wohnung toll findet und ich mich einfach akzeptiert und geliebt fühle. Ich traue mich das kaum zu erzählen, aber deshalb war ich gestern schon wieder im riesigen Möbelhaus, um dort noch etwas schöne Deko zu kaufen. Da ist mir auf dem Parkplatz ein Fuchs fast über die Füße gelaufen. Oder eine Füchsin … Wissen Sie, woran mich das jetzt erinnert? An *Mama Fuchs und ihre Kinder.* Das ist eines meiner liebsten Märchen. Also eigentlich ist das gar nicht so ein richtiges Märchen, sondern eher eine Geschichte.«

Frau Mohn sagt freundlich: »Mama Fuchs? Die Geschichte kenne ich, glaube ich, gar nicht. Worum geht es da denn?« Frau Kimm versucht sich an die Geschichte zu erinnern: »Es geht da irgendwie um eine Fuchsmutter, die in einem gemütlichen, sauberen, schönen Bau wohnt, vor dem sogar Blumen wachsen. Mama Fuchs hat drei süße kleine Fuchsbabys. Sie ist eine tolle Fuchsmama, bemalt drei kleine hübsche Wiegen, bekommt Besuch, wird bewundert, bestaunt und beneidet für die drei Kleinen und ihren tollen Fuchsbau. Aber sie hatte ein Problem … ja, stimmt, sie findet keine Namen für ihre Füchschen. Sie wird bald stolz mit ihnen durch die Welt laufen, alle werden fragen, wie die Kleinen heißen, und sie wird keine Antwort haben. Zum Schluss findet sie aber für jedes einen ganz besonderen Namen, der auch etwas über das Füchschen aussagt.«

Frau Mohn: Frau Mohn merkt, wie bei der Erzählung zu dem eigentlich schönen, unbeschwerten Kindermärchen bei ihr Irritation und Einsamkeit aufkommen (**konkordan-**

te Gegenübertragung). ›Die automatischen Gedanken, die mir da kommen, sind: Wo ist die Paarbeziehung in der Geschichte? Die Fuchsmutter ist so allein mit ihrem Stolz und der Scham‹, denkt Frau Mohn. Frau Kimm ist schon beim nächsten Märchen: »Rapunzel, das braucht sich nur die Haare nicht zu schneiden, kann den Zopf wachsen lassen, dann gibt es einen Ausweg in die Freiheit. Rapunzel hat gar keinen Gedanken ans Geliebtwerden verschwendet, es wollte nur frei sein, da kommt der Prinz, der bringt die Freiheit und die Liebe auch noch on top!«

Frau Kimm: Frau Kimm merkt, wie ihr bei dem Gedanken an das glückliche Rapunzel, das sich keine Sorgen machen muss, das im Turm sitzt und sich nicht um andere schert und am Ende trotzdem geliebt wird, heiße Tränen die Wangen herunterkullern. ›Ich strenge mich so an und doch beschenkt mich am Ende niemand und das große Glück bleibt aus‹, denkt Frau Kimm. Sie dreht sich zu Frau Mohn, die sie mitfühlend ansieht. »Bleiben Sie ruhig mal ein bisschen in dem Gefühl, wenn Sie mögen. Hier haben wir die Zeit, die Tränen von alleine trocknen zu lassen. Aber ich gebe Ihnen trotzdem gern ein Taschentuch, wenn Sie mögen.« Frau Kimm schaut auf den Baum vor dem Fenster und nimmt von Frau Mohn das Taschentuch entgegen.

Später in der Bahn nach Hause fühlt Frau Kimm sich irgendwie komisch und erinnert sich, dass sie eine Weile geweint und dann von ihrem eigenen Kinderwunsch berichtet hatte. ›Zuerst war ich traurig, dann enttäuscht, dann wütend‹, denkt sie. ›Es war gut, dass Frau Mohn so ruhig und einfach nur für mich da war.‹ Dann war die Stunde auch schon zu Ende und ihre Wut hatte sich aufgelöst. Frau Mohn hatte ihr geraten, noch einmal tief in den Bauch einzuatmen, dann war sie aufgestanden und hatte sich verabschiedet. Sie ist froh, dass sie heute Abend ihre Freundin sieht. Sie hat ein warmes Gefühl im Bauch und das Bedürfnis, die Partnerin fest in den Arm zu nehmen.

Frau Mohn: Es wird schon langsam dunkel und Frau Mohn macht sich noch eine Tasse von dem losen Tee aus dem kleinen Teeladen um die Ecke. Sie setzt sich mit ihrem Laptop in den Sessel und schaltet die Leselampe an. ›Gut, dass Frau Kimm die letzte Patientin war für heute‹, freut sie sich. ›Jetzt kann ich in Ruhe dokumentieren. Der regressive Prozess heute hat wirklich Früchte getragen, viele Assoziationen und Bilder geliefert. So konnten Frau Kimm und ich gemeinsam ihr inneres Modell von Beziehung kennenlernen. Dieses innere ideale Modell sagt, dass der jeweils andere Teil, die Partnerin oder die Kolleg:in, zuständig ist fürs Lieben und Beschenken. Frau Kimm muss dann keinen Beitrag leisten.‹

Frau Mohn dokumentiert die Regression und ihre Gegenübertragung zu den Erzählungen von Frau Kimm im Stundenprotokoll:

DOKUMENTATION FÜR DAS STUNDENPROTOKOLL

Die Patientin konnte sich mit einiger Unterstützung auf den assoziativen Prozess gut einlassen und mit frühkindlichen Zuständen der Bedürftigkeit in Kontakt treten im Sinne einer Regression im therapeutischen Prozess. So kam sie in Kontakt mit ihren oralen Wünschen nach Zuwendung und phallischen Wünschen nach Bewunderung. Gleichzeitig konnte die Patientin die Frustration und Wut über deren Nicht-Befriedigung und auch den unerfüllten Kinderwunsch zulassen. Mit der Zeit tauchten immer wieder Märchen in ihren Assoziationen auf. So konnte die Patientin spüren, dass sie ein Beschenktwerden, eine Leichtigkeit im Leben erwartet, die ihr zusteht. Um diese fühlt sie sich vom Schicksal betrogen. Die Nicht-Erfüllung des Kinderwunsches kränke sie so stark, mache sie so wütend und enttäuscht. Deshalb würde sie auch immer wieder ihre Freundin auffordern, betteln, bedrängen, dem Kinderplan endlich zuzustimmen. Und dann richtet sie doch wieder alle Aggressionen gegen sich selbst, beschimpft sich selbst, dass sie ihre Freundin so unzufrieden macht, weil sie nicht genug verdient und immer wieder kränkelt.

An dieser Stelle unterbricht Frau Mohn ihr Stundenprotokoll. Sie selbst muss plötzlich an ein anderes Märchen denken: »Goldmarie und Pechmarie« aus »Frau Holle« der Brüder Grimm. ›Ich suche ein Wort für das Gefühl bei Pechmarie: dass ihr etwas zusteht‹, denkt Frau Mohn. Pechmarie hat das Gefühl, dass ihr der Goldregen zusteht. Und hat selber nie gelernt, in Beziehung zu gehen, wie es Goldmarie vor ihr getan hat. In dem Märchen hat Goldmarie ein offenes Ohr für die Bedürfnisse von anderen, geht darauf ein und verhält sich damit so, dass sie am Ende mit dem Goldregen beschenkt wird. Und da ist das Verdrehte: Die Patientin hat (wie Pechmarie) das Gefühl, dass ihr die Liebe, die Schwangerschaft, das schöne Haus zustehen würden. Sie fordert auf, sie fordert ein, sie bettelt und bedrängt.

Irgendwo hatte Frau Mohn mal gelesen, dass selbstwertschwache Personen dazu neigen, die Problemlösungen ins Außen zu verlagern. Dahinter steckt die Idee, dass man selber nicht stark genug ist, Probleme anzugehen und dass z. B. mit der Partnerschaft eine Erlösungsvorstellung verbunden ist, endlich von den Sorgen befreit zu sein. Diese Erlösung tritt nie ein. Frau Mohn denkt: ›Wenn Frau Kimm es schafft, ihre Schwierigkeiten durch ihr eigenes Handeln anzugehen, ist das ein Schritt in Richtung Autonomie. Auch ihre Suche nach der Liebe kann im Außen nicht erfüllt werden, sondern es wird darum gehen, dass sie lernt, sich selbst anzunehmen und zu lieben.‹ (s. auch Wardetzki 1994[6])

6 Wardetzki B (1994). Weiblicher Narzissmus. Der Hunger nach Anerkennung. München: Kösel.

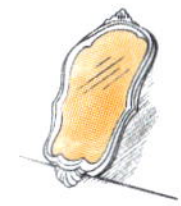

Dann bemerkt Frau Mohn, wie bei ihr neue Gefühle durch ihre Assoziationen und das Gelesene entstehen. Vor allem Trauer und Ärger. Frau Mohn geht ein Licht auf: ›Wie die Pechmarie erlebt Frau Kimm kaum Bezogenheit und Resonanz mit ihren Mitmenschen. Stattdessen schmückt sie sich effektvoll und erwartet Liebe ohne eigenen bezogenen Beitrag. Also ohne dass sie selbst liebt, andere wahrnimmt, bewundert, sich freut und aufmerksam ist. Denn auch im Märchen ist es so, dass es eine Vorgeschichte von Hingabe und Bezogenheit gibt, von Resonanz und Liebe, bevor bei Goldmarie der Goldregen kommt.

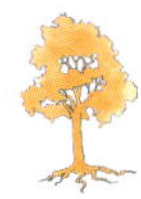

Und hier kann ich aus unseren gemeinsamen Märchenassoziationen entnehmen, wie schwer Frau Kimm Hingabe und Bezogenheit fallen. Das sind erhebliche seelische Einbußen, die aus den **frühen Verletzungen der Patientin in der phallischen Phase** resultieren.‹

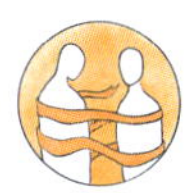

Frau Mohn glaubt, dass dieses Verstehen ihr helfen wird, die eigenen Ansprüche an sich und Frau Kimm zu regulieren. Vor allem, nicht direkt tröstend einzugreifen, wenn sie das Gefühl hat, von Frau Kimms Klagen überflutet zu werden. Stattdessen nimmt sie sich vor, die anflutenden Gefühle erst einmal aufzunehmen und zu halten (**Containment**).

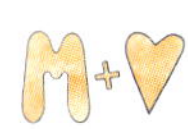

Diese Zeit des Haltens kann sie dann zum Verstehen nutzen, durch welche Muster Frau Kimm immer wieder verletzende Erfahrungen macht. So kann sie in einem nächsten Schritt Frau Kimm helfen, einen Zugang zu der eigenen Liebe für andere zu finden, damit Frau Kimm Beziehungen aufbauen und halten kann, ohne sich so sehr verausgaben und manipulieren zu müssen. Frau Mohn geht gleich das nächste Licht auf: ›Jetzt wird mir das Ziel klarer: Anstelle die Energie in die Überwachung des Gegenübers zu stecken, also zu kontrollieren, was die andere Person macht und ob das bedeutet, dass man geliebt wird (**teleologischer Modus**), kann Frau Kimm selbst lernen zu lieben, also in Beziehung zu treten und sich an anderen zu erfreuen. In der Therapie können wir gemeinsam herausfinden, wie es Frau Kimm gelingen könnte nicht mehr alle Kontrolle an die Beziehungspartner:innen abzugeben. Das wäre toll, wenn wir uns da jetzt einfach an die Arbeit machen könnten. Aber wo so viel Schmerz und Mangel ist, muss man erst mal auch getröstet werden. Und da kann ich Frau Kimm richtig gut verstehen.‹

Frau Mohn atmet aus und klappt den Laptop zu. Auch ihre eigene Reflexion heute war richtig fruchtbar, findet sie. ›Aber auch anstrengend …‹, denkt sie. Zu Hause steht noch die gute Flasche Rotwein und sie freut sich auf ein gemeinsames Glas mit ihrem Ehemann.

EXKURS Ich-Funktionen, Mentalisieren und Bezogenheit

Zur Milderung bzw. Auflösung der inneren Konflikte und der Bezogenheitsstörung braucht es therapeutische Arbeit auf mehreren Ebenen:

- Herausarbeitung und Bewusstmachung der inneren Konflikte und deren Integration
- Arbeit an den **Ich-Funktionen Selbst- und Fremdwahrnehmung**, durch Anregen von Mentalisieren; in einer therapeutischen Haltung des Nichtwissens mit der Patientin immer wieder neu erkunden und wertschätzen üben sowohl deren eigene subjektive Neigungen und Motive als auch die ihrer Gegenüber

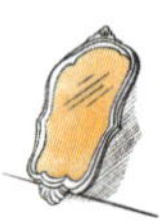

- Arbeit an den **Ich-Funktionen Affektwahrnehmung und Selbstregulation** durch Mentalisieren des Körpers, wobei eigene Empfindungen und die des Gegenübers erkundet werden, um sie mit emotionaler Bedeutung zu verbinden, so kann ein Verständnis von sich selbst und Empathie entstehen; das ermöglicht eine bessere Einschätzung von sozialen Situationen als Basis für bezogenes Verhalten

9.2.5 Spätherbst

Themen der Therapiestunden: Phallischer Konflikt, Wandel in der privaten Welt – Teil 1: Partnerin

Der phallische Konflikt am Tag und im Traum

Frau Kimm: Frau Kimm sitzt in der WG-Küche und schnitzt einen Kürbis. Die Kerne möchte sie trocknen und wenn Halloween in ein paar Tagen vorbei ist, möchte Frau Kimm aus dem Kürbis eine Kürbissuppe für sich und ihre Freundin kochen. Mit schlechtem Gewissen schielt Frau Kimm rüber zu den Einkaufstüten, in denen sich eine Tasche und zwei neue Blusen verbergen. Das Gespräch auf der Arbeit war gut verlaufen und Frau Kimm hat nun den befristeten Vertrag, erst einmal für ein Jahr, unterschrieben. ›Die teure Tasche habe ich mir vielleicht etwas früh geleistet, aber ein Traum, wenn ich damit durch die Straßen laufe … allerdings sind aus der Zeit ohne Job noch ein paar Rechnungen offen‹, denkt Frau Kimm. Ihrer Freundin gegenüber schämt Frau Kimm sich sogar so sehr wegen der vielen Ausgaben, dass sie ihr die Tasche vorerst nicht zeigen möchte. ›Wenigstens zu Frau Mohn morgen kann ich die Tasche mitnehmen.‹

Frau Mohn: Frau Mohn öffnet die Tür und Frau Kimm betritt in Orange und Schwarz gekleidet die Praxis. ›Interessante Farbwahl …‹, wundert sich Frau Mohn zuerst, während sie Frau Kimm begrüßt. Dann fällt ihr ein, dass Halloween vor der Tür steht. Frau Kimm erzählt auf dem Flur schon, dass es ein anstrengender Wochenabschluss in der Arbeit gewesen sei. Sie habe viele Aufgaben gehabt. Sie legt ihren orangenen Schal ab und legt sich auf die Couch. Nachdem Frau Kimm sich ein wenig Zeit genommen und dabei ihre Hand auf den Bauch gelegt hat, um tief durchzuatmen, beginnt sie zu erzählen: »Ich denke gerade noch an den Kürbis, den ich gestern fertiggeschnitzt habe. Nach einer Weile hatte ich wirklich keine Lust mehr, das ganze Zeug da rauszuholen. Ewig gedauert hat es.« Frau Mohn hört aufmerksam zu und folgt gemeinsam mit Frau Kimm dem Treiben ihrer Gedanken. Sie denkt: ›Ich frage mich, ob es allen so viel Freude bereitet in den ersten zwanzig Minuten, die Patient:innen zu begleiten und das Material anzuhäufen. Bei dem Material geht es meistens mit scheinbaren Trivialitäten los. Aber immer wieder brechen bei den Patient:innen, wenn man dem Assoziieren genug Raum lässt, die relevanten Themen und die unbewusst arbeitenden Konflikte durch.‹ Dann beschreibt Frau Kimm, dass sie schon den ganzen Tag ein seltsames Gefühl habe. Sie dachte, sie habe sich schon zu sehr auf die gruselige Halloweenstimmung eingestimmt; sie habe vor, in der Halloweennacht mit ihrer Freundin einen Horrorfilm zu schauen. Dazu falle ihr jetzt ein alter Traum ein: »Ich habe geträumt, dass ich an einem vollgedeckten Tisch sitze. Köstliche Sachen standen darauf, verschiedenes süßes Gebäck, ein Grillhähnchen, Beilagen, Wein. Im Traum musste ich auf die anderen Gäste warten mit dem Essen … Dann habe ich auf das Hähnchen gesehen, das direkt vor mir stand … und dann habe ich eine Made entdeckt. Ich habe mich geekelt und sie genommen und weggeworfen. Aber dann habe ich gesehen, dass die Made aus meinem Ärmel gefallen war. Als ich mein T-Shirt angehoben habe, waren da immer mehr und mehr Maden. Ich habe versucht, sie abzuschütteln und schnell vom Essen zu entfernen, bevor die anderen kamen. Aber es wurden immer mehr und mehr und ich habe es nicht geschafft. Die haben alles kaputtgefressen. Dann habe ich im Traum geweint …

weil alles umsonst ist und ich ganz alleine damit umgehen muss.« Bei der Schilderung des Traumes zieht sich Frau Mohns Magen ein wenig zusammen und sie denkt: ›Ganz schön düster. Woher die Maden im Traum wohl kommen? Von außen oder aus dem eigenen Inneren?‹

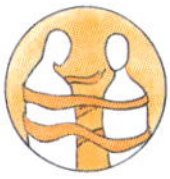

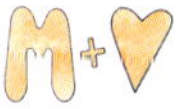

Frau Mohn macht sich Notizen und bremst Frau Kimm nicht, die weitererzählt: »Das kommt bestimmt vom Stress auf der Arbeit. Stress auf der Arbeit, Stress im Traum.« Frau Mohn hatte in den letzten Sitzungen festgestellt, dass Frau Kimm bisher hauptsächlich davon geschwärmt hatte, wie toll die Kolleg:innen seien. Aber auch von ihrem Neid erzählt, dass sie selbst es niemals schaffen werde, mit so perfekten, toll geflochtenen Haaren, früh um acht Uhr auf Arbeit zu erscheinen. Frau Mohn hatte bemerkt, dass Frau Kimm dieses Thema zermürbt. Frau Kimm hatte mit bedrückter Stimme erzählt, dass sie selbst eigentlich die Strahlende auf Arbeit sein will, mit toller Haut, mit einer geflochtenen ungewöhnlichen Frisur den Chef und die Kolleg:innen überwältigen will, sodass alle sie mögen und beeindruckt sind. Jetzt berichtet Frau Kimm, dass die Probleme bei der Arbeit erheblich sind. »Anstelle entspannt, strahlend, mit Freude meine Arbeit zu machen, komme ich mir vor wie ein hässliches Wiesel, wühle in meinen Dateien, habe ständig das Gefühl, immer alles gleichzeitig erledigen zu müssen. Das ist richtig anstrengend und immer wieder geht irgendwas schief, ich verliere mich in den parallel geöffneten Dateien, speichere falsch ab, suche am falschen Ort, schicke eine E-Mail an eine falsche Person. Ich bin da immer abgelenkt, irgendwie. Ich weiß gar nicht wovon, aber meine Gedanken drehen sich auf der Arbeit durchgehend im Kreis.« Frau Mohn denkt: ›Jetzt hat sich einiges Material angehäuft und nun geht es darum, gründlich zu klarifizieren.‹ Zu Frau Kimm sagt sie: »Versetzen Sie sich mal in Ihre Arbeitssituation hinein. Ihr

Arbeitsplatz in der Mitte des Raumes, Sie sitzen an Ihrem Computer und verfassen eine E-Mail. Aber bevor Sie den Satz beenden können, woran denken Sie?« Frau Mohn bemerkt, wie Frau Kimm die Augen schließt. »Ja, ich schaue rüber zu meiner Lieblingskollegin, die lächelt immer so freundlich. Aber meistens guckt die dann weg, bevor ich ihr zuwinken kann, und schreibt weiter. Ich frage mich, ob die mich wirklich mag ... Die hat sicher auch mitbekommen, wie es eine Ansage vom Chef gab. Einmal musste ich nämlich beinahe auf die Knie fallen, um meinen Job nicht zu verlieren. Dabei habe ich nur einer Kollegin einen Gefallen getan. Das war so: Endlich, wissen Sie, Frau Mohn, endlich sollte die Kollegin mich wirklich bemerken und toll finden. Sie muss mich ja nicht als Freundin haben wollen, aber ich will, dass sie merkt, dass ich eine richtig tolle Kollegin für sie sein kann. Sehen Sie, Frau Mohn, diese Kollegin hatte an dem Abend ein Essen für Freund:innen geplant und mir gestresst erzählt, dass sie es kaum schaffen wird, noch alles zu besorgen. Ich dachte, ich schaffe es in meiner Pause. Es dauerte dann aber eine halbe Stunde länger, alle saßen schon im Meeting, die Aufgabenverteilung war gerade abgeschlossen, als ich hereinkam. Und ich finde es echt unfair, wie die mich angeschaut haben.« Frau Mohn merkt, wie Irritation und Genervtheit in ihr aufkommen (**Gegenübertragung**), und versucht zu ergründen, warum diese Gefühle bei ihr entstehen: ›Wenn Frau Kimm so von ihren Aufgaben erzählt, bekomme ich das Gefühl, dass es ihr schwerfällt, Prioritäten zu setzen. Und es fällt ihr schwer, die Perspektive zu wechseln. In der Therapie wird beim Klarifizieren die Arbeit an den Ich-Funktionen, also die **Mentalisierungsarbeit**, weiter im Vordergrund stehen müssen.‹

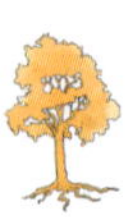

›Frau Kimm braucht Unterstützung beim Wechseln der Perspektiven, um zu verstehen, wie die Prioritäten für andere Menschen, z.B. ihre Kolleg:innen oder den Chef, sind. Das muss man sich mal vorstellen: Frau Kimm hat eigentlich gleich ein Meeting und statt sich vorzubereiten, ist sie damit beschäftigt, wie ihre Lieblingskollegin sie lieben könnte, und geht dann während der Arbeitszeit einkaufen. Und die Kollegin hat nicht danach gefragt und weiß nicht einmal davon, was Frau Kimm da tut.‹ Frau Mohn vermutet: ›Dass Frau Kimm keine Kapazitäten für ihre Arbeit hat, könnte daran liegen, dass sie in sozialen Situationen sehr intensive **phallische Wünsche** erlebt, die sie stark okkupieren. Mein Gefühl ist, dass sich Frau Kimm in der sozialen Situation nach Liebe und Dankbarkeit sowie Bewunderung sehnt. Die Wünsche sind so wichtig, dass sie irrational und völlig unpassend handelt, um diese zu erfüllen.‹ Frau Mohn wagt sich mit dieser Deutung vor: »Es klingt ein wenig so, wenn Sie mir von der Situation mit Ihrer Kollegin und der Arbeitsüberforderung erzählen, als hätten Sie zwei Töpfe Suppe auf dem Herd stehen: In dem einen Topf köcheln die inhaltlichen Aufgaben und die Anforderungen des Jobs vor sich hin. In dem anderen Topf sind das soziale Miteinander und die Gedanken daran, ob Ihre Kolleg:innen Sie mögen. Der zweite Topf kocht aber auf höchster Stufe und ist immer nahezu am Überkochen, sodass sie die andere Suppe ganz vergessen.« Frau Kimm platzt entrüstet heraus: »Also, na ja, der Einzige, der hier am Überkochen ist, ist mein Chef. Der hat wahrscheinliche gerade eine Ehekrise oder so.« Frau Mohn denkt: ›Okay, es scheint mir, als würde der Widerstand sich gerade etwas verhärten. Kann man ja auch verstehen, dann gilt es jetzt, am Widerstand entlang zu arbeiten.‹ Zu Frau Kimm sagt Frau Mohn: »Na ja, der Chef hat es vermutlich auch gerade nicht leicht, das mag sein.«

Frau Kimm: ›Wieso muss Frau Mohn jetzt so auf der Situation mit der Kollegin herumreiten?‹ Frau Kimm möchte gerne das Thema wechseln und fühlt sich ein bisschen weniger wohl mit Frau Mohn als sonst: »Was machen Sie eigentlich mit dem

Traum, von dem ich Ihnen erzählt habe?« Frau Mohn lächelt, das hört Frau Kimm an ihrer Stimme, als sie sagt: »Ich alleine mache damit gar nichts. Mich würde aber interessieren, was Sie mit dem Traum verbinden, welche Gedanken Ihnen zu dem Traum kommen?« Frau Kimm sagt: »Puh, da müsste ich jetzt länger drüber nachdenken.« Frau Mohn wartet kurz und sagt dann: »Ach, machen Sie es sich einfach. Die Gedanken, die da kommen, müssen wie immer für andere nicht unbedingt einen Sinn ergeben. Vielleicht fangen Sie mit den Gefühlen an, die Sie im Traum begleitet haben.«

So sprechen die beiden eine Weile über Frau Kimms Traum und zum Ende der Sitzung fühlt Frau Kimm sich traurig. Irgendwie hat sie dann doch wieder angefangen, über ihre Kolleg:innen zu sprechen. Und Frau Kimm hatte sich eingestanden, dass sie manchmal wieder daran denke, nicht zur Arbeit zu gehen und auch nicht aus dem Haus. Und dann hat sie gemerkt, dass der Kontakt mit den Kolleg:innen für sie mit so vielen schmerzhaften Gefühlen verbunden ist. Ihre Traurigkeit bemerkt auch Frau Mohn und sagt sanft: »Wenn eine Traurigkeit so stark ist, dann hat meine Erfahrung in der Therapie gezeigt, dass sie aus einer anderen Zeit kommen kann. Trauer ist ein Gefühl, das auch dazu da ist, Dinge abzuschließen. Wenn etwas nicht abgeschlossen wurde, bleibt die Traurigkeit.« Frau Kimm runzelt die Stirn: »Aber … da ist ja nichts Schlimmes passiert in meiner Kindheit, außer dass meine Eltern eben immer mit etwas anderem beschäftigt waren. Und ich nicht gereicht habe, nicht gut genug war …« Frau Mohn sagt mitfühlend: »Was für ein Glück, dass es keine Ereignisse in Ihrer Kindheit gab, die Sie als Katastrophen verbucht haben. Meine Erfahrung hat aber auch gezeigt, dass die permanente Rückmeldung, nicht wichtig und nicht richtig zu sein, in die gleiche Wunde schneidet. Und diese Wunde darf Grund genug sein, um sich traurig zu fühlen.« Gegen ihren Willen laufen Frau Kimm die Tränen über das Gesicht und sie hat auf einmal das Gefühl, dass da eine Flut von Traurigkeit in ihr aufsteigt. Gleichzeitig fühlt es sich an, als würde jemand sie mit einer schweren Decke zudecken, und diese Schwere, die sich ausbreitet, hat auch etwas Beruhigendes. »Unsere Sitzung ist jetzt fast zu Ende und es ist gut, dass wir dieser Trauer noch ein bisschen besser auf die Spur gekommen sind. Ich weiß, diese Trauer zu fühlen ist nicht leicht. Aber Sie haben damit gerade den nächsten Schlüssel gefunden. Und mit jedem Schlüssel öffnet sich eine neue Tür und je mehr Türen wir öffnen, umso freier können Sie sich fühlen, meine Liebe. Wie denken Sie darüber?«

Frau Mohn: Frau Mohn beschließt zum Ende der Stunde Frau Kimm noch auf ihre Ressourcen zu orientieren. Die beiden besprechen, dass ihre Lieblingsserie, ihre Freundin und auch ein Anruf bei der Mutter (wenn diese gerade nicht zu sehr mit sich selbst beschäftigt ist) sie trösten könnten. Dann verabschieden sich beide.

Frau Mohn dokumentiert das Geschehen der Sitzung im Stundenprotokoll:

DOKUMENTATION FÜR DAS STUNDENPROTOKOLL

Über den Traum konnten die Patientin und die Therapeutin gemeinsam die früh verinnerlichte Abwertung erspüren, die Abwertung der Eltern, die zur Selbstabwertung der Patientin wurde. Das Tragische ist, dass die Abwertung subtil und permanent war, die Eltern es noch nicht einmal böse gemeint haben und sie trotzdem heute so großes Leid bei der Patientin erzeugt. Die Selbstabwertung erzeugt eine Not, dieses schlechte Gefühl durch Bestätigung anderer auszugleichen. Es entsteht ein riesiges Vakuum in der Seele, welches jede Form von Bestätigung sucht und aufsaugt. So kann auch die Therapeutin viel besser erfühlen, warum es zu dieser Art von bizarren Situationen auf der Arbeit kommt. Das war ein wichtiger Schritt und es war gut, zu sehen, wie der Widerstand wieder weicher wurde und der Zugang zu den Gefühlen und Bedürfnissen stärker.

Frau Mohn bemerkt, wie sie sich beim Dokumentieren freut und auch stolz ist, dass es Frau Kimm gelang, die Tür zu den Selbstabwertungsgefühlen zu öffnen, die sie bisher durch Somatisierung abgewehrt hatte. Das ist so wichtig. Denn solange die innere Selbstabwertung derart rabiat unerkannt arbeitet, kann keine Stimme aus der aktuellen Welt dagegen ankommen.

Frau Mohn konzentriert sich noch einmal und dokumentiert dann die gemeinsame Arbeit an den sozial-phobischen Symptomen und Verhaltensweisen, die vermutlich im Zusammenhang mit dem unbewusst arbeitenden phallischen Konflikt stehen, und Frau Kimms hilfreichen Traum, der ihre Gefühlswelt spürbar werden lässt:

DOKUMENTATION FÜR DAS STUNDENPROTOKOLL

Die Therapeutin klarifiziert mit der Patientin, wie sie jede nicht positive Rückmeldung, also auch neutrale Verhaltensweisen von Kolleg:innen, z. B. wenn diese mit anderen Personen oder Dingen beschäftigt sind, als Indiz für die Ablehnung ihrer eigenen Person erlebt. Es entsteht ein Teufelskreis aus resignativ getönter Traurigkeit, Ärger auf sich selbst, Scham und Angst, unattraktiv, abstoßend auf andere zu wirken, und dann letztlich Angst vor dem nächsten Arbeitstag. Ein Traum (92. Stunde) fasst die Stimmung der inneren Welt der Patientin drastisch zusammen. Der Traum bedeutet ihr, dass sie sich allein in der Welt fühlt, ungetröstet, abstoßend, immer im Kampf gegen eine Übermacht, die nicht greifbar ist.

Wandel in der privaten Welt – Teil 1: Partnerin

EXKURS Die Arbeit an den Ich-Funktionen ist auch, Mentalisieren anzuregen

Mentalisierung als Fähigkeit, sich selbst von außen und die andere Person von innen zu sehen, ist die Voraussetzung von Ich-Funktionen, wie Selbstwahrnehmung oder Objektwahrnehmung. Je stärker an der Förderung von Mentalisieren in der Therapie gearbeitet wird, desto besser gelingt die Selbst- und Objektwahrnehmung.

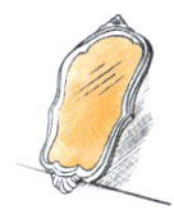

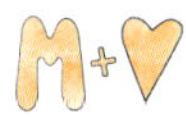

Befindet sich die Patient:in beispielsweise gerade in einem prä-mentalisierenden Zustand: »Die anderen machen xy, deshalb muss ich mich jetzt abgelehnt fühlen«, und erlebt eine Bedeutungszuschreibung im teleologischen Modus, muss zunächst dieser Modus adressiert und Mentalisieren angeregt werden. Zum Beispiel über das gemeinsame Nachdenken darüber, was die andere Person gerade erlebt und welche möglichen Bedeutungen das Verhalten für die andere Person haben könnte (→ Kap. 7.3).

Frau Kimm: Frau Kimm ist in den letzten Tagen sehr erschöpft. Und trotzdem hat sie Lust, nach der Arbeit noch eine kleine Runde zu Fuß durch die Nachbarschaft zu drehen. Beim Italiener holt sie sich einen Espresso, setzt sich vor den Laden, schwingt den Schal noch einmal fester um sich und genießt die letzten warmen Sonnenstrahlen. Sie denkt: ›Die Therapie ist in der letzten Zeit echt anstrengend. Und trotzdem bin ich auf eine irgendwie wohlige Art müde. Das war sonst nicht so. Das war eher ein zerschlagenes, unzufriedenes Müdesein. Dann bin ich ins Bett wie in ein Versteck gekrochen. Und am nächsten Morgen war das nagende bedrückende Gefühl wieder da und meistens noch ein neuer Schmerz dazu.‹ Frau Kimm bemerkt, dass sie am Schuhladen vorbeigegangen ist, ohne ihn überhaupt wahrgenommen zu haben. Das macht ihr gute Laune und sie stellt fest, dass sie Lust hat, sich abends noch mit ihrer Freundin zu treffen, obwohl sie erst für Freitag wieder verabredet sind. ›Früher hätte ich meine Freundin überhaupt nicht sehen wollen, wenn ich mich so kaputt wie jetzt gerade fühlte. Also eigentlich wollte ich sie schon sehen, aber ich hätte mir Sorgen gemacht, dass sie sich so vielleicht mit mir langweilt, wenn ich einfach nur neben ihr liegen will‹, denkt Frau Kimm, während sie mit ihrem Stuhl der wandernden Sonne hinterherrutscht. ›Jetzt ist das anders, ich habe mehr das Gefühl, mich auch mal so zeigen zu können, wie ich gerade bin. Ich schäme mich nicht mehr so für mich‹, realisiert Frau Kimm erstaunt. ›Bei unserem letzten Treffen habe ich meiner Freundin sogar gesagt, dass ich zu müde bin, um noch auszugehen oder für uns zu kochen. Ich habe sogar gefragt, ob sie sich mal um das Essen kümmern könnte. So richtig darauf eingegangen ist sie nicht. Aber ich konnte mich trotzdem mehr entspannen.‹ Jetzt sind auch die letzten Sonnenstrahlen weg und Frau Kimm bezahlt ihren Espresso, macht sich auf den Weg nach Hause und ruft dabei ihre Freundin an.

Frau Mohn: Frau Mohn öffnet die Tür und eine gut gelaunte Frau Kimm stürmt samt schicken Stiefeln und kurzer türkiser Daunenjacke herein. Das gute Wetter der letzten Tage hatte leider umgeschlagen und auch Frau Mohns Winterjacke hängt heute an der Garderobe. Frau Mohn bemerkt, dass Frau Kimm sich schon fast im Hopserlauf Richtung Behandlungszimmer bewegt. Als Frau Mohn sich setzt, sagt Frau Kimm: »Frau Mohn, ich muss Ihnen jetzt erst mal was erzählen: Wir wollen zusammenziehen!« Frau Mohn kann sich richtig mitfreuen für Frau Kimm: »Mensch, das sind ja tolle Neuigkeiten. Wie kam es denn zu dem Entschluss?« Frau Mohn weiß von Frau Kimm schon länger, dass sie gerne mit ihrer Partnerin zusammenziehen möchte, dass sie sich aber teilweise noch unsicher war, ob sie dann noch genug Rückzugsraum hätte. Außerdem hatte Frau Kimm sich bisher nicht getraut, mit ihrer Partnerin über diese Wünsche zu sprechen. »Ich hatte gestern einfach so große Lust, sie zu sehen, obwohl wir eigentlich gar nicht verabredet waren. Und wir haben es uns richtig gemütlich gemacht. Und es war so schön, da hatte ich auf einmal das Bedürfnis, das Zusammenleben anzusprechen. In letzter Zeit kann ich meiner Freundin besser davon erzählen, wie es mir geht und was ich mir wünsche ... ich denke, das liegt auch an dem, Frau Mohn, was wir hier besprechen. Also an der Therapie.« Frau Kimm lächelt Frau Mohn an. Frau Mohn sagt: »Es freut mich, zu hören, dass Sie das Gefühl haben, sich jetzt besser Raum nehmen zu können in Ihrer Partnerschaft. Erleben Sie noch andere Neuheiten in Ihrer Partnerschaft, abgesehen davon?« Frau Mohn bemerkt, dass Frau Kimm ein wenig rot wird: »Na ja, also wir streiten auch anders. Früher bin ich bei Konflikten eher weggelaufen. Meine Freundin hat das immer so beschrieben: Sobald es brenzlich wird, rennst du weg oder stehst wie ein stummer, begossener Pudel in der Ecke und sagst kein Wort. Meine Freundin sagt, dass sie das genervt hat, weil sie dann immer die Böse spielen musste oder mir einen Vortrag gehalten hat. Diese Rolle hätte ihr gar nicht gefallen. Gestern hat sie mir erzählt, stellen Sie sich das vor, Frau Mohn, sie hat auch schon über das Zusammenziehen nachgedacht. Aber abgeschreckt hat sie, dass ich Konflikte immer vermeide und wegrenne. Und nun hat sie gemerkt, dass ich das jetzt besser kann und glaubt, genau wie ich, dass wir bereit sind. Jetzt müssen wir nur noch eine Wohnung finden.« Frau Mohn freut sich für Frau Kimm, dass die Partnerin ihre neue Wachheit und Wehrhaftigkeit sieht und benennt: »Toll, das klingt wirklich nach einem sehr ehrlichen Gespräch. Das zeigt, dass sie sich gegenseitig mehr zutrauen und vertrauen.«

Frau Mohn ist sich noch unsicher, ob die Beziehung der beiden bereits so strukturiert ist, dass die Partnerin besser auf Frau Kimms geäußerte Bedürfnisse eingehen kann und ob Frau Kimm schon in der Lage ist, die Bedürfnisse der Partnerin nachzufühlen. ›Aber bis die beiden eine Wohnung finden, wird auf jeden Fall noch etwas Zeit sein und es ist toll, zu sehen, wie sich Frau Kimms therapeutische Fortschritte in ihre Realbeziehungen übertragen ... bisher vor allem im privaten Bereich‹, denkt Frau Mohn. Frau Kimm erzählt weiter: »Da gibt es noch etwas, das sich neu anfühlt. Und zwar, ich weiß nicht, früher hatte ich immer dieses Gefühl, dass meine Freundin nichts umhauen kann. Nichts aus der Ruhe bringen kann. Jetzt habe ich manchmal das Gefühl, dass eher ich sie beruhigen muss. Wenn es z. B. um ihre Finanzen geht. Die Dating-App, die sie entwickelt hat, läuft mittlerweile so gut, dass sie eigentlich mehr Mitarbeiter:innen einstellen müssten. Ich merke, dass auch sie sich viele Sorgen macht und Ängste hat. Ich kann ihr sagen, dass es mich auch manchmal nervt, dass sie immer so knauserig ist mit dem Geld.«

Die beiden widmen die Stunde Frau Kimms Beziehung. Frau Mohn findet es wichtig auch den Fortschritten in der Therapie und deren Reflexion genügend Raum zu verschaffen.

Frau Mohn dokumentiert Frau Kimms Erzählungen zu der Beziehung mit ihrer Partnerin für das Stundenprotokoll:

DOKUMENTATION FÜR DAS STUNDENPROTOKOLL

Die Machtverhältnisse in der Beziehung der Patientin scheinen sich zu verändern. Die Patientin beginnt, ihre Partnerin neu zu sehen. Bisher wäre die Partnerin für sie übermächtig gewesen und wenn sie diese nicht verlieren wollte, musste sie sich ihrem Willen beugen, möglichst alle eigenen Triebimpulse unterdrücken. Jetzt erlebe sie die Partnerin auch von der schwachen, ängstlichen Seite und macht die Erfahrung, dass auch die Partnerin sich mit existenziellen Ängsten auseinandersetzt. Beide erleben eine intensive Dynamik, in der auch die Patientin sich häufiger als die mental Stärkere zeigen kann, was die Partnerin als Unterstützung erlebt. Es gibt viele Themenfelder, in denen sich das Paar gegenseitig zeigend, spiegelnd und auch die erlebten Gegensätze schmerzlich aushaltend wahrnimmt. So wird die ängstliche, einengende, zwanghafte Seite der Partnerin z. B. beim Sparen bewusst und dagegen Frau Kimms unkontrollierte, oft unreflektierte Art des Geldausgebens. Beide hätten das Ziel, nach beruflicher und finanzieller Stabilisierung gemeinsam eine Familie zu gründen. Das hilft ihnen, die aktuellen Konflikte voranzutreiben.

9.2.6 Winter

Wandel in der privaten Welt – Teil 2: Die Eltern

Thema der Therapiestunden: Ohnmacht und Machtlosigkeit, Wandel in der privaten Welt – Teil 2: Die Eltern

EXKURS Ohnmacht und Machtlosigkeit

Ein wichtiger Meilenstein in der Therapie ist häufig, in sicherem Rahmen von Gehaltensein zu eigenen Gefühlen von Ohnmacht vorzustoßen. Diese Gefühle, »ohne Macht« zu sein, werden oft vom Erleben ferngehalten. Das kostet viel seelische Energie und geschieht z. B. durch Verleugnung, Verdrängung oder durch Emotionen wie Wut, die immer noch besser auszuhalten sind als das Gefühl der Machtlosigkeit über das Schicksal.

Frau Kimm: Mittlerweile hat der Baum vor Frau Mohns Fenster alle seine Blätter verloren. Frau Kimm liegt auf der Couch und versucht, sich auf das »Assoziieren«, wie sie und Frau Mohn es jetzt nennen, einzustimmen. Es ist der erste Termin in der Woche und Frau Kimm war am Wochenende bei ihren Eltern, die in einem kleineren Städtchen ungefähr zwei Autostunden entfernt wohnen. Frau Kimm besucht ihre Eltern oft und freut sich meistens auf die Besuche, da die drei dann essen gehen und den Besuch als Anlass nehmen, etwas Besonderes zu unternehmen.

Auch dieses Mal waren sie wieder essen, aber während des Essens wurde Frau Kimm auf einmal von heftigen Gefühlen überwältigt und plötzlich waren alle Schmerzen zurückgekehrt, die in letzter Zeit endlich nachgelassen hatten. Frau Kimm beschließt, Frau Mohn von der Situation zu erzählen, die sie seit dem Wochenende nicht mehr loslässt: »Das Einzige, woran ich gerade denke, ist die Situation mit meinen Eltern beim Essen. Ich habe mich richtig auf zu Hause gefreut. Wir sind zu meinem Lieblingsgriechen gegangen und haben uns alle ein Glas Rotwein bestellt. In letzter Zeit war ja wirklich viel los, bei der Arbeit und auch die Wohnungssuche. Von diesen Sorgen habe ich eben erzählt, wie man das als Kind bei den Eltern eben macht.«

Frau Kimm merkt, dass sich bei der Erzählung ihr Magen zusammenzieht. Sie muss wieder an das ausdruckslose Gesicht ihres Vaters denken. Still hatte er einfach dagesessen in seinem zu großen, schlecht sitzenden Anzug, und hatte unbeteiligt auf seinem Souflaki herumgekaut. Ihre Mutter hatte sofort ihr Besteck fallen gelassen und war ein Stück vom Tisch weggerutscht. Sie hatte die Tochter verzweifelt angesehen und gesagt: »Tu mir das nicht an. Ich hab dir gesagt, das Leben in der Großstadt ist hart. Du sagst, dass das mit dem Job noch unklar ist, und dann wollt ihr in eine neue teure Wohnung ziehen?« Die Mutter hatte die Augen immer weiter aufgerissen und dann angefangen zu fantasieren, was passieren würde, wenn Frau Kimm ihren Job wieder verlieren würde. Schließlich war die Mutter tonlos in Tränen ausgebrochen und Frau Kimm und ihr Vater mussten sie trösten.

Zu Frau Mohn sagt Frau Kimm: »Können Sie sich das vorstellen, Frau Mohn? Während ich von meinen Sorgen erzähle und meine Eltern eigentlich für mich da sein könnten, fährt meine Mutter ihren Angstfilm ab und der Kontakt zu meinem Vater ist ... so ... lapidar. Und wieder fällt mir auf: Mein Vater spricht nie von seinen eigenen Emotionen und stellt auch keine Nachfragen zu dem, was ich erzähle. Ich glaube, dass mein Vater bei seinen Eltern nie über seine Gefühle gesprochen hat. Das oder die Gefühle zu zeigen wäre ein Zeichen der Schwäche gewesen. Das mag ja so sein, aber jetzt merke ich erst, wie ungeheuer wütend mich das Ganze gemacht hat, denn ich bin aufgestanden, vor die Tür gegangen und hatte das Gefühl, mich fast übergeben zu müssen.«

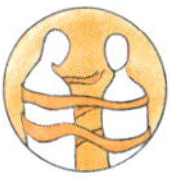

Frau Mohn: Frau Mohn denkt: ›Wie Frau Kimm sich in den Vater hineinversetzt und auch dass sie Enttäuschung im Kontakt mit ihrem Vater benennen kann, ist ein deutlicher Therapiefortschritt. Jetzt können wir gemeinsam daran arbeiten, dass sie irgendwann zwei widersprüchliche Ansichten in sich halten kann: dass sie die Eltern liebt, aber auch von ihnen enttäuscht ist (**depressive Position**).‹

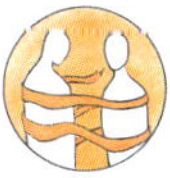

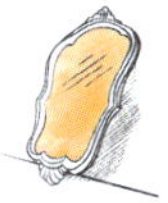

Frau Mohn weiß, dass es kein leichtes Unterfangen ist, gemeinsam über die lange idealisierten Eltern zu sprechen. Sie möchte Frau Kimm einen sicheren Hafen bieten und auch die Ressourcen benennen, die in der Situation liegen. Frau Mohn sagt zu Frau Kimm: »Die Erfahrung, die ich bei meiner Arbeit gemacht habe, hat gezeigt, dass, wenn Eltern die Gefühle ihrer Kinder nicht ernst nehmen und nicht nach ihnen fragen, die Kinder ihre eigenen Gefühle auch nicht ernst nehmen und davon ausgehen, dass alle anderen das auch nicht tun. So geht es Ihrem Vater vielleicht und vielleicht auch Ihnen – was denken Sie?« Frau Kimm überlegt: »Ja, mag sein, aber warum habe immer ich das schwere Los gezogen? Eltern zu haben, die selbst nicht genug hatten und nicht wissen, wie sie helfen sollen.« Frau Mohn kennt dieses Muster, dass, nachdem Eltern lange idealisiert worden sind, die Entwertung folgt. Auch wenn das erst mal nicht so erscheint, ist auch das ein Fortschritt für die Therapie. Denn nach der Entwertung kann ein gemeinsamer Versuch erfolgen, sowohl negative als auch positive Eigenschaften in die Wahrnehmung zu integrieren (**Ich-Funktion: Objektwahrnehmung, depressive Position**).

Jetzt kommt Frau Mohn auf die Ressource zu sprechen, die in dieser schmerzhaften Situation liegt: »Dadurch, dass Sie Ihren Vater auffordern, über Gefühle zu sprechen und danach zu fragen, bringen Sie ihm etwas bei, was Sie selbst hier in der Therapie gelernt haben. Das finde ich ziemlich beeindruckend.«

Während Frau Mohn das sagt, stellen sich bei ihr selbst ein Ohnmachtsgefühl und eine damit verbundene Traurigkeit ein. Frau Mohn möchte ihre **Gegenübertragungsgefühle** Frau Kimm gerne zu Verfügung stellen, um Frau Kimms Gefühle zu der erlebten Situation weiter zu klarifizieren: »Irgendwie ist es für mich als Zuhörerin schwer auszuhalten, dass in dem berichteten Erlebnis alles so seinen Gang geht und Sie auf Ihrer Not sitzen bleiben ...« Damit stellt Frau Mohn ihr Gefühl zu Verfügung, damit Frau Kimm prüfen kann, ob sie bei sich auch etwas davon wiederfindet. Frau Kimm sagt: »Ja, ich sage ja, mich macht das wütend, dass gerade ich solche Eltern abbekommen habe.«

Frau Mohn erkennt: ›Das klingt nach ... Schuld. Auf den zweiten Blick steckt hinter Frau Kimms Aussage nämlich: Was ist falsch mit mir, dass ich diese Eltern abbekommen habe?‹ Frau Mohn vermutet, dass Frau Kimms Wut eine zugrunde liegende Traurigkeit über Enttäuschung, über nicht erfüllte Bedürfnisse überdeckt. In der Supervision hat Frau Mohn gelernt, dass diese Wut ein Widerstand gegen das Erleben von Traurigkeit und Ohnmacht sein kann. Zu Frau Kimm sagt Frau

Mohn in diesem Sinne: »Vielleicht sind Sie lieber wütend, weil Sie sich dann nicht hilflos und traurig fühlen müssen. Angenehmer ist es vielleicht, auf andere wütend zu sein.«

Frau Kimm: Jetzt ist es so früh dunkel, dass es auf dem Nachhauseweg von der Therapie schon stockfinster ist. Frau Kimm schaut aus dem Fenster der Bahn und immer wieder taucht der Satz »Gegen das Schicksal kommt niemand an« in ihren Gedanken auf. Ansonsten fühlt sie sich nicht mehr so stark in Anspruch genommen von ihren Gedanken wie vor der Therapie. Auch die Wut auf die Eltern ist nicht mehr so stark.

Frau Kimm verschränkt die Arme und freut sich, gleich zu Hause im Warmen zu sein, mit ihrer Freundin noch die Lieblingsserie zu schauen und die Karamell-Schokolade zu futtern.

EXKURS »Facts of life« – Objektbeziehungspsychologie

Es ist oft eine schwierige Aufgabe in der Therapie, die nicht änderbaren Dinge des eigenen Lebens anzunehmen. Money-Kyrle[7] nannte sie »basic facts of life«. Dazu gehört z. B., dass wir

- von Anbeginn des Lebens abhängig sind von der Liebe und Fürsorge anderer Menschen, wir nur durch andere »gestillt« werden können. Wenn alles gut geht, ist hier die Quelle für das erste gute innere Objekt.
- unsere Eltern nicht aussuchen können.
- alle sterben müssen, dass die Zeit vergeht und auch bestimmte Lebensaufgaben nur in bestimmten Zeitfenstern möglich sind. Wenn alles gut geht, kann dieser Fakt angenommen und in bestimmten Momenten des Lebens auch betrauert werden.

7 Money-Kyrle R (1971). The aim of psychoanalysis. Int J Psychoanal 52: 103–106.

Erst nach den »basic facts of life« beginnt die eigene Gestaltungsfreiheit des Lebens. Ab diesem Punkt kann man beginnen, etwas aus den eigenen Möglichkeiten zu machen, oder auch nicht. »Basic facts of life« nicht annehmen zu können, sich dagegen aufzulehnen, ist für Menschen häufig eine nicht versiegende Quelle von Unglück, egal, wie »erfolgreich« das Leben sonst ist.
Zum Beispiel: Ein Künstler hat es zu Wohlstand und gewissem Erfolg gebracht, wohnt in einer schönen Umgebung, hat eine gute Partnerschaft, Kinder. Er kann aber nicht akzeptieren, dass er es wahrscheinlich im Leben nicht mehr schaffen wird, »zu den ganz Großen« zu zählen. Dass macht ihn unglücklich, was er mit Drogen betäubt.

9.2.7 Vorweihnachtszeit

Thema der Therapiestunden: Warum ich, warum mir?
Ohnmacht und Schuld

Frau Kimm: Die Christbaumkugel, die Frau Kimm gerade über der Tür befestigen wollte, fällt klirrend zu Boden und zerspringt in tausend Einzelteile. Frau Kimm telefoniert über ihre kabellosen Kopfhörer mit ihrer Mutter. »Gürtelrose? Aber was bedeutet das denn jetzt genau?«, fragt Frau Kimm besorgt. Am Telefon erklärt die Mutter, dass ihr gerade erst die Diagnose mitgeteilt wurde und der Ärztin noch keine weiteren Fragen gestellt hat. Dann verabschiedet sich Frau Kimms Mutter von der überrumpelten Frau Kimm. Frau Kimm muss sich erst einmal setzen und nimmt die Kopfhörer aus den Ohren. Ihr Nacken spannt sich an und sie fühlt sich seltsam taub. Sie denkt: ›Was heißt das denn jetzt? Wird sie arbeiten gehen können? Wie stark werden die Medikamente sein, die sie jetzt nehmen muss? Auf jeden Fall sollte ich jetzt erst einmal öfter zu meinen Eltern fahren und für meine Mutter einkaufen. Und Kochen. Wie soll ich das denn alles schaffen neben der Wohnungssuche und der Arbeit?‹ Frau Kimm geht wieder der Satz durch den Kopf: Gegen das Schicksal kommt niemand an. Sie kann nicht anders als zu denken: ›Warum immer unsere Familie, warum läuft es immer bei uns so schlecht?‹ Sie entsperrt ihr Handy und beginnt im Internet nachzusehen, was Gürtelrose ist und wie sie behandelt wird.

In den folgenden beiden Wochen ist die Krankheit immer wieder Thema in der Therapie mit Frau Mohn. Frau Kimm merkt, dass die Mutter nicht so stark die Unterstützung benötigt, wie sie vorerst geglaubt hatte.

Frau Mohn: Frau Mohn hinkt wie jedes Jahr mit dem Geschenke kaufen wahnsinnig hinterher. Jetzt steht Weihnachten fast vor der Tür. Mit einer warmen Tasse Kakao sitzt sie am Schreibtisch und überlegt, was sie ihrem Mann dieses Jahr zu Weihnachten schenken könnte: ›Wieder ein Gutschein für den Lieblingsitaliener?‹ Nicht besonders originell, aber die beiden haben dort immer eine schöne Zeit und es ist beinahe schon zu einer Tradition geworden, den Neujahrsabend dort zu verbringen. Frau Mohn geht noch einmal die Notizen der letzten Stunden mit Frau Kimm durch: ›Das Thema – Warum ich, warum mir? – zieht sich wie ein roter Faden durch unsere Gespräche. Zusammen mit Frau Kimm habe ich herausgearbeitet, dass dahinter die Fantasie steht, dass mit ihr selbst etwas nicht stimmen müsse, weshalb das Schicksal bei ihr so zuschlägt, weshalb gerade sie eine kranke Mutter haben muss. Also die Fantasie, dass an schlechten Dingen jemand schuld sein muss, dass sie nicht einfach so passieren.‹ Frau Mohn erinnert sich, wie die beiden gemeinsam der Schuld-Frage weiter auf die Spur gegangen waren. Gemeinsam hatten sie klarifiziert, dass Schuld eine Abwehr der Ohnmacht ist. Frau Kimm hatte festgestellt, dass, solange sie sich die Schuld gibt, sie etwas tun kann. Und sich nicht dem Gefühl der Hilflosigkeit aussetzen muss. Frau Kimm hatte dann erklärt, dass sie gerne mehr weinen würde, aber innerlich so fest sei. Bei dieser Erkenntnis waren die beiden stehen geblieben.

Es klingelt an der Praxistür. Frau Mohn bringt ihre Kakao-Tasse in die Küche, um die Tür für Frau Kimm zu öffnen.

Frau Kimm: Frau Kimm legt sich auf die Couch und zupft an ihrem roten Weihnachtspullover, der beim Hinlegen etwas hochgerutscht ist. Sie schließt kurz die Augen und nimmt ein paar tiefe Atemzüge. Beim Reinkommen war ihr aufgefallen, dass neben Frau Mohns Schreibtisch zwei große Einkauftüten vom Feinkostgeschäft um die Ecke stehen. ›Vielleicht sind das schon Vorbereitungen für das Weihnachtsessen?‹, denkt Frau Kimm. Sie beginnt zu assoziieren: »Ich denke gerade an das Weihnachtsessen. Wissen Sie, weil ich die Einkaufstüten vom Feinkostgeschäft gesehen habe. Als Erstes muss ich da an meine Mutter denken, wie sie dasitzt und kaum etwas isst. Die würde sich nie etwas im Feinkostgeschäft kaufen ... außer vielleicht einen teuren Fusel. Ich glaube, sie weiß auch nicht, wie man auf sich achtet.« Frau Mohn nutzt die kurze Pause und hakt nach: »Wie kommen Sie darauf, dass ihre Mutter nicht gut auf sich achten kann?« Frau Kimm überlegt und sagt: »Na ja, der ganze Alkohol und das ganze Gehungere waren sicher nicht gut für ihr Immunsystem. Sie war immer so zerbrechlich ...« ›Das ist das erste Mal, dass Frau Kimm ausführlicher die Essstörung und die Alkoholerkrankung der Mutter erwähnt‹, denkt Frau Mohn. Außerdem bemerkt Frau Mohn, dass auch hier wieder Schuld das Thema zu sein scheint. Frau Mohn fragt: »Sie nehmen also an, dass die Erkrankung Ihrer Mutter mit deren Lebensstil zusammenhängt?« Frau Kimm erwidert: »Ja, also wenn nicht direkt, dann vielleicht darüber, dass ihre kranke Seele sich auf den Körper auswirkt. Also psychosomatisch. So heißt das doch.«

Frau Mohn klarifiziert: »Also, dass sozusagen die kranke Seele schuld ist an dem kranken Körper?« Frau Mohn bemerkt, dass eine leise Traurigkeit den Raum betreten hat. Frau Mohn fragt mitfühlend: »Denken Sie, dass Ihnen auch hier wieder die Frage nach der Schuld hilft, mit der Hilflosigkeit umzugehen? Der Hilflosigkeit, dass Menschen, die wir lieben, krank werden? Dass wir selber krank werden?« Frau Kimm seufzt: »Ich weiß es nicht, aber jetzt werde ich jedenfalls traurig.« Frau Mohn denkt: ›Es war wichtig, dass wir die Schuld und ihre Funktion für Frau Kimm gemeinsam in der Therapie ergründet haben und jetzt ein Zugang zur Traurigkeit möglich wird. Ein weiterer Schlüssel für Frau Kimm und eine weitere Tür öffnet sich auf dem Weg zur inneren Freiheit‹, denkt Frau Mohn.

Die beiden beginnen, sich gemeinsam mit den existenziellen Fragen des Lebens zu beschäftigen. Frau Mohn bemüht sich, mit Frau Kimm einen Moment bei der Trauer zu bleiben. Der Trauer als verarbeitendem Gefühl. Zum Ende der Stunde halten die beiden fest, dass Frau Kimm besser ihre Zeit mit Verarbeitung, Trauer und Ohnmacht verbringt, als mit der Verschiebung dieser Gefühle. So könnte Frau Kimm lernen, die Ohnmacht zu ertragen. Eine Ohnmacht, dass jede Beziehung endlich ist. Immer öfter während der Stunde gelingt es Frau Kimm, Trauer zu formulieren.

9.2.8 Jahreswechsel

Thema der Therapiestunden: Die Energiefresser

Frau Kimm: In den ersten Wochen des neuen Jahres telefoniert Frau Kimm oft mit ihrer Mutter. Die Behandlung scheint gut zu funktionieren und Frau Kimm kann sich immer mehr entspannen bezüglich dieses Themas. Frau Kimm und ihre Partnerin hatten ein wunderbares Weihnachtsgeschenk bekommen: Es hatte mit einer Wohnung geklappt. Die Wohnung liegt zwar etwas außerhalb am Stadtrand, aber ist für die beiden bezahlbar und hat sogar einen kleinen Garten. Frau Kimm freut sich über die schönere Wohnung, der Abschied von ihrer Mitbewohnerin war ihr nicht sehr schwergefallen, wenn sie ehrlich zu sich ist. Auch Frau Kimms Freundin fühlt sich wohl in der Wohnung und hat ihren Plattspieler und die Platten kunstvoll im Wohnzimmer inszeniert. Schon bevor die beiden in die gemeinsame Wohnung gezogen waren, hatte Frau Kimm bemerkt, dass sie öfter genervt von ihrer Partnerin war und diese häufig kritisierte (**Ich-Funktion: Objektwahrnehmung**). Die Sorge, dass die Unzufriedenheit mit der Beziehung immer größer wird, beschäftigt Frau Kimm in letzter Zeit.

Jetzt sitzt Frau Kimm in der Bahn zu Frau Mohn. Sie hat einen neuen Mantel von ihrer Freundin zu Weihnachten bekommen, in den sie sich einkuschelt. An der Bahnstation hat sie sich einen Kaffee gekauft. ›Ganz gemütlich gerade‹, denkt Frau Kimm. Auf ihrem Telefon erscheint eine Benachrichtigung. Die E-Mail einer Kollegin. Jetzt, da Frau Kimm schon länger für das Büro arbeitet, bekommt sie immer mehr Verantwortung. Dass das auch anstrengend ist, versucht sich Frau Kimm nicht anmerken zu lassen. Schon die ganze Fahrt über denkt Frau Kimm darüber nach, wo sie etwas Zeit und Energie sparen könnte, damit sie sich voll in die Arbeit stürzen kann. ›Die lange Bahnfahrt zur Therapie frisst schon ganz schön Zeit‹, überlegt Frau Kimm. Sie steigt aus der Bahn und läuft zu Frau Mohn. Vor der Tür angekommen, entfernt sie den Schneematsch von den Schuhen.

Frau Mohn: Der Schnee schmilzt und tropft von Frau Kimms Stiefeln auf den Schoner, der am Ende der Couch liegt. Frau Kimm beichtet: »Ich habe in letzter Zeit immer wieder Gedanken, die Therapie zu pausieren. Wissen Sie, Frau Mohn, verstehen

Sie das nicht falsch, aber es geht mir so viel besser. Und ich möchte mich in meinen Job stürzen. Da kann ich die Energie, die ich dann spare, gut gebrauchen.« Frau Mohn bemerkt, wie bei ihr ein Gefühl von Erleichterung aufkommt: ›Mehr freie Zeit für Frau Kimm bedeutet auch mehr freie Zeit für mich. Gerade würde ich auch keine neue Patient:in aufnehmen‹, denkt Frau Mohn. Trotzdem nagt etwas an ihr. Frau Mohn versucht, ihrer Gegenübertragung zu Frau Kimms Gedanken auf den Grund zu gehen: ›Die ersten Gedanken, die ich zu dem Vorschlag habe, sind positiv: ein weiterer Schritt in Richtung Autonomie und Frau Kimm nutzt ihre neuen Handlungsmöglichkeiten aufgrund der Verbesserung der Symptomatik. Aber jetzt gerade merke ich, dass mich etwas an Frau Kimms Wahrnehmung irritiert. Und zwar die Idee, dass das, was Energie raubt, die Therapie ist.‹

Diese Irritation möchte Frau Mohn der Patientin zur Verfügung stellen, um zu klarifizieren, ob Frau Kimm gerade wirklich von einer Pausierung der Therapie profitieren würde: »Mir scheint, als wenn Sie die Therapie als etwas erleben, was Ihnen Energie raubt, nicht als etwas, das Ihnen Erleichterung und Ermutigung verschafft. Ich würde gern verstehen, wie das kommt. Ich habe einen Vorschlag: Ich würde Sie bitten, an einem Tag, an dem Sie besonders viele Termine haben, zu mir zu kommen. Dann können wir genau nachvollziehen, was Ihnen die Energie raubt.« Frau Kimm, die solche experimentellen und pragmatischen Vorschläge gerne mag, willigt ein und so verabreden sich die beiden für den nächsten Dienstag, an dem Frau Kimm von einem Meeting ins Nächste muss.

Frau Kimm: Es ist besagter Dienstag und Frau Kimm liegt auf der Couch. Der Tag hatte nicht anstrengender sein können und schon jetzt merkt sie, wie froh sie ist, gerade in dem ruhigen, bekannten Zimmer mit Frau Mohn zu sein. »Es ist verrückt, letzte Woche meinte ich noch, die Fahrt würde mich zu viel

Energie kosten. Heute war ich so erleichtert, als ich dann in der Bahn saß. Das war der erste entspannte Moment heute und ich habe gemerkt, dass ich die Zeit brauche, um runterzukommen. Selbst wenn ich nicht in der Bahn säße, würde ich diese 45 Minuten brauchen, um Energie zu tanken.«

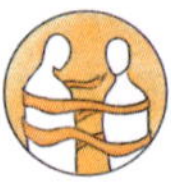

Frau Mohn: ›Wie gut, dass ich auf mein Gefühl gehört habe und wir den Energiefressern jetzt noch einmal genauer auf die Spur gehen‹, denkt Frau Mohn. Im Stundenprotokoll dokumentiert sie die Erkenntnisse der Stunde:

DOKUMENTATION FÜR DAS STUNDENPROTOKOLL

Es sind die inneren Beziehungsfantasien, die die Patientin vor allem auf der Arbeit, aber auch im privaten Kontakt mit Freund:innen und Eltern fortlaufend durchspielt, die ihr die Kraft rauben. In diesen Beziehungsfantasien fragt sie sich repetitiv, was das Gegenüber von ihr hält, wie es sie bewertet, und ist dadurch absorbiert, blockiert für ihre Arbeitsabläufe. Es entstehen Fehler. Die Patientin beschreibt, dass sie auf der Arbeit ihr altes Muster wiedererkennt: allen gefallen wollen, die Kolleg:innen beobachten, nach Hinweisen suchen, ob sie ankommt und gemocht wird. Außerdem bemerke sie, dass sie sich nicht abgrenzen könne, wenn alle gleichzeitig was von ihr wollen. Die Patientin fühlt auf einmal mit großer Klarheit, dass dort der energieraubende Teil ihres Lebens ist. Später formuliert sie noch pointierter: »Eigentlich scanne ich vor Angst meine Umwelt. Und zwar nicht, ob die mich mögen, sondern viel eher ob ich Zeichen erkenne für ein Nichtmögen, für ein Ablehnen. Weil es das ist, was ich kenne und immer vermute. Und das, was ich vermute und jedem unterstelle, soll dann aber auf keinen Fall eintreten. Das ist doch verrückt.«

Frau Mohn schaut von ihren Notizen auf und versetzt sich noch einmal in diesen Moment der heutigen Stunde hinein: In diesem Moment konnte ich Frau Kimms Not spüren. In diesem Moment erlebte ich sie so klar wie noch nie. Das war ein »Now-Moment« in meinem Erleben, ein tiefer Moment des Verstehens, der Verbundenheit, der Resonanz. Ein heilsames Gefühl zwischen Menschen. Ich habe Frau Kimms verzweifelte Angst gespürt, in diesem Prozess stecken zu bleiben, die Energiefresser auch mithilfe der Therapie nicht loszuwerden. Dabei war sie noch nie so intensiv dabei, aus diesem sozial-phobischen Gedankenkarussell herauszufinden.

Frau Mohn dokumentiert weiter:

DOKUMENTATION FÜR DAS STUNDENPROTOKOLL

Am häufigsten erscheint der erste Energiefresser aus dem analen Aggressions-Schuld-Konflikt. Ihre Aggression kann die Patientin nicht in ausreichender Weise zulassen. Vor allem beim gesunden Abgrenzen, den anderen Grenzen setzen, den anderen damit auch Klarheit und Halt geben. Sie kann sich bei der Arbeit nicht abgrenzen durch Sätze wie »Moment mal, Geduld bitte, jetzt mache ich erst …« Und diese Abgrenzungsfähigkeit braucht sie bei ihrem zwischenmenschlichen Kontakt dringend. Wegen dieser eigentlich sehr gesunden aggressiven Regungen bekommt die Patientin Schuldgefühle. Diese Schuldgefühle sind der zweite Energiefresser. Wir arbeiten durch, dass es auf diese Weise doppelt anstrengend wird. Die »gute«, konstruktive Aggression, die Menschen brauchen, um zu existieren, wird wegen drohender Schuldgefühle nicht zugelassen. Und dann kommt der dritte Energiefresser, weil diese nicht zugelassene Aggression verdrängt oder ins Gegenteil verkehrt werden muss, durch übermäßige Freundlichkeit. Diese Verdrängungsleistung, also das Verwandeln, Isolieren oder Somatisieren, macht müde. Außerdem scheint sie zu versuchen, alle Arbeitsaufgaben zur gleichen Zeit zu machen, was nicht möglich ist, für niemanden. Sie versucht, allen zu genügen und auch mit den eigenen aggressiven Gefühlen einen Umgang zu finden, ohne sie auszuleben. Ich spiegele der Patientin: »Da ist etwas, woran wir arbeiten können. Also wie sie mit den anflutenden Gedanken und Gefühlen umgehen, um Energie zu sparen, anstelle die Therapie-Zeit zu kürzen.«

Frau Kimm: Frau Kimm ist zu Hause angekommen und greift zu der Spaghetti-Packung und dem Basilikum-Pesto. Sie denkt an die Therapiestunde: ›Krass. Ich bin hingefahren und dachte, dass ich Energie sparen kann, wenn ich nicht mehr zu Frau Mohn fahre. Und dann hat sich herausgestellt, dass die eigentlichen Energiefresser, so hatte ich es selbst genannt, eigentlich etwas anderes sind.‹ Sie gibt die Nudeln in das kochende Wasser und lässt sich erschöpft auf den Stuhl in der Küche fallen. ›Ich hätte mir gewünscht, dass es so leicht ist, dass ich mir einfach die Fahrtwege spare und dann klarkomme und die Arbeit nicht mehr so anstrengend ist. Aber als ich auf einmal gemerkt habe, womit ich eigentlich die ganze Zeit beschäftigt bin, nämlich immer noch damit, dass mich alle lieben sollen, wurde mir klar, dass hier der springende Punkt ist. Und dann habe ich was noch Krasseres gemerkt: dass ich eigentlich die ganze Zeit danach suche, dass mich jemand nicht liebt, nicht mag, nicht toll findet. Also dass meine Kollegin komisch guckt, meine Freundin sauer ist … das lese ich dann aus den kleinsten Kleinigkeiten raus. Sucht man etwas, so findet man etwas.‹ Frau Kimm legt den Kopf auf die Tischplatte und fühlt eine Mischung aus Erleichterung, weil sie das Gefühl hat, dass sie etwas Wahres und Wichtiges über sich verstanden hat. Und gleichzeitig Traurigkeit, weil sie noch nicht weiß, wie sie damit umgehen soll.

9.2.9 Frühjahr

Thema der Therapiestunden: Ein Konflikt nährt den anderen

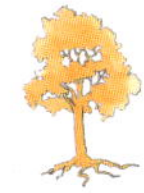

Frau Mohn: Frau Mohn schaut aus dem Fenster und findet, dass der Frühling sich Zeit lässt. Das Grau des Himmels lässt noch keine Wärme vermuten und die Sonne hatte sich bisher nur zögerlich gezeigt. Frau Mohn schlägt den Ordner mit ihren Aufzeichnungen zu Frau Kimms Therapie auf und blättert zurück zum Anfang. Im vorletzten Jahr hatten die beiden ihre erste Sitzung. Sie denkt darüber nach, wie alles mit dem Erspüren des analen und des **phallischen Konflikts** begonnen hatte.

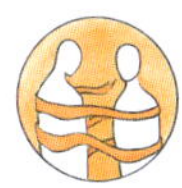

Beide Konflikte waren mehr und mehr an die Oberfläche getreten. Der Aggressions-Schuld-Konflikt zu Beginn vor allem in der **Gegenübertragung**. ›Je mehr Zugang Frau Kimm zu ihren aggressiven Impulsen bekommen hat, desto weniger genervt und ablehnend habe ich ihr gegenüber gefühlt. Und genauso ihr Umfeld (**Projektion**)‹, erinnert sich Frau Mohn.

In den letzten Sitzungen war der Aggressions-Schuld-Konflikt insbesondere im Kontext von Frau Kimms Arbeit Thema: erstens die Aggression, die sie dort noch nicht nutzen kann, um die Grenzen zu setzen, wodurch die Arbeit überfordernd und anstrengend wird, zweitens die Schuld, die sie spürt, weil sie diese Aggression fühlt. Eine Schuld, die daher kommt, dass sie nie gelernt hat, diese Impulse einzuordnen und für sich zu nutzen. Diese Schuld sorgt dafür, dass die Aggression verdrängt werden muss. Das ist dann noch zusätzlich anstrengend für Frau Kimm.

Schon länger hat Frau Mohn das Bedürfnis, aufzuschreiben, wie die beiden Konflikte miteinander verwoben sein könnten, und denkt: ›Die gefühlte Schuld und die Unfähigkeit, Aggressionen in sensiblen sozialen Kontexten zu leben, ist nicht unabhängig von dem Bedürfnis nach Bewunderung und der Angst vor der Scham. Also dem zweiten, dem phallischen Konflikt.‹ Sie erinnert sich: ›Durch die Arbeitssituation wurde es mit der Zeit leichter, den phallischen Konflikt zu beleuchten. Auf der einen Seite will Frau Kimm bewundert werden, es geht auch um Konkurrenz, die neue Kollegin ausstechen. Zu mir kam Frau Kimm ja auch aufwendig gestylt. Frau Kimm hat mir später offenbart, dass auch dahinter eine Sehnsucht steckt, bewundert zu werden. Auf der anderen Seite ist die Scham immer wieder Thema: wie Frau Kimm Scham erlebt, wenn sie sich nicht als ideal erweist. Dieses Ideal haben wir oft besprochen: auf Arbeit ganz frisch und toll sein, für alle da sein, alles mit Leichtigkeit parallel können. Wenn sie dem nicht genügt, erlebt sie sich als uninteressant, kümmerlich, nicht belastbar, und das muss vertuscht werden.‹ Frau Mohn erinnert sich, wie Frau Kimm einmal gelacht hatte und sagte: »Ich ziehe immer dieses Tamtam ab, überall, bei Eltern, Kolleg:innen, selbst bei Freund:innen. Zu Hause brauche ich Stunden, um normal zu werden.«

Frau Mohn schlägt ihr Wörterbuch auf und schaut nach, was Tamtam bedeutet: »Ostasiatischer Metallgong«. Frau Kimm hatte erzählt, dass auch ihre Freundin zu ihr gesagt hatte: »Du brauchst immer Bestätigung von anderen, ich warte, wenn Freunde da sind, schon immer, wann du endlich entspannst, inzwischen geht es schon viel, viel schneller, dass du dich normal unterhältst.«

Frau Mohn bemerkt, wie sie wieder eine liegende Acht malt. Sie hält den Kopf schräg. Die zwei Kreise der Acht stehen für zwei Konflikte, die fließend ineinander übergehen. Frau Mohn dokumentiert diese Verbindung: Die Patientin wendet große Kraft auf, um »ganz garstige Impulse wegzuschieben«, wie sie es sagt, und die eigene flirrende Inszenierung nicht zu stören. Diese Impulse sind ihre Aggression. Das »Tamtam«, die Inszenierung, braucht sie, weil sie glaubt, sonst nicht geliebt zu werden. Dahinter steckt das Bedürfnis nach Bewunderung, auf der Arbeit, bei den Eltern und bei Freund:innen. Nur wenn die Aggression Raum bekommt, raubt der anale Konflikt keine Kraft mehr. Und nur wenn der phallische Konflikt bewusst wird, kann die Patientin es schaffen, sich auch mit aggressiven Impulsen und »hässlichen Gefühlen« zu zeigen.

Frau Mohn liest, wie Frau Kimm dieses Muster erkannte, aber es noch nicht geschafft hatte, auszubrechen. So hatte Frau Kimm einmal gesagt: »Ich weiß so viel und kann nicht über meinen Schatten springen. Ich müsste mich auf Arbeit abgrenzen, aber die Angst ist zu groß, nicht gemocht zu werden. Ich müsste Freunde ohne Tamtam empfangen, aber die Angst ist zu groß, nicht gemocht zu werden. Und dann kaufe ich wieder teure Anziehsachen, teures Essen und, Sie glauben es nicht, sogar Möbel, bevor Freunde zu uns kommen, um zu beeindrucken.«

Frau Mohn schaut wieder in den grauen Himmel. Auch bei ihr ist das Genervtsein, dass Frau Kimm das richtige Maß nicht finden kann, manchmal immer noch da. Frau Mohn bemerkt erschreckt: ›In welcher Dosis wem was zeigen, wann sich zurücknehmen, könnte ein Lebensthema für Frau Kimm bleiben. Ein wichtiger Teil meiner Arbeit ist auch, zu akzeptieren, dass eine Analyse nicht die Vollkommenheitswünsche der Patient:innen bedienen kann. Innerlich frei zu werden heißt nicht, ohne Makel und ohne Probleme, auf Wolken durchs Leben zu gehen.‹ Jetzt bricht tatsächlich die Sonne durch die Wolken vor dem Fenster und Frau Mohn schließt das Dokument des Stundenprotokolls auf ihrem Laptop. Frau Kimm kommt erst nächste Woche wieder. ›Ich werde mit ihr besprechen, wie wir die verbleibenden Stunden nutzen wollen‹, beschließt Frau Mohn und nimmt ihren Mantel von der Garderobe, um sich auf den Weg in die Mittagspause zu machen.

Nach dem Wochenende scheint die Sonne jetzt schon etwas selbstbewusster und Frau Mohn öffnet das Fenster des Behandlungszimmers, um die Frühlingsluft hereinzulassen für Frau Kimm, die gleich kommt. Frau Mohn erinnert sich zurück an Frau Kimms bunte Hände vom Eierfärben, mit denen sie vorletztes Jahr um diese Zeit in die Therapie gekommen war. Da klingelt es auch schon und Frau Mohn öffnet für Frau Kimm die Tür.

Frau Kimm steht da in der Strass-besetzten Jeansjacke, Turnschuhen und einem schlichten T-Shirt und lächelt Frau Mohn an. Gezielt nehmen beide ihre Positionen im Behandlungszimmer ein. Wie Frau Mohn es sich vorgenommen hat, fragt sie Frau Kimm, wie sie den Abschied von der Therapie gestalten möchte: »Wir haben nun noch fünfzig gemeinsame Sitzungen übrig. Das klingt erst einmal viel, aber vermutlich wird die Zeit schnell um sein. Ich würde Sie bitten, sich einmal zu überlegen, wie Sie die Stunden gerne nutzen würden und wie wir die Therapie verabschieden wollen.« Frau Kimm schließt die Augen und überlegt laut: »Hm, mein Gefühl ist, dass sich mein Leben immer weiter stabilisiert hat, bei der Arbeit klappt es mit den Gedanken und Ablenkungen so, dass ich nur noch wenig Energie verliere, und die gemeinsame Wohnung mit meiner Freundin habe ich vollständig eingerichtet, das Zusammenleben klappt auch irgendwie. Ich würde gerne die Abstände, in denen ich zu Ihnen komme, nach und nach vergrößern und so die Therapie langsam ausklingen lassen. Also vielleicht nur noch einmal wöchentlich zu Ihnen kommen?« Frau Mohn geht in sich und Frau Kimms Vorschlag fühlt sich für sie gut an. »Dann planen wir das genau so, meine Liebe«, sagt sie zu Frau Kimm.

Frau Kimm: Nun geht Frau Kimm nur noch einmal in der Woche zu Frau Mohn. Aber Frau Kimm hat das Gefühl, dass sie die neu gewonnene Freizeit nicht nutzen kann. Der Wunsch, nun gemeinsam mit ihrer Partnerin eine Familie zu gründen, beschäftigt Frau Kimm sehr stark: ›Jetzt haben wir schon den Garten und die Bank, von der ich früher so oft fantasiert habe. Aber wenn ich draußen sitze, dann sehne ich mich danach, dass unsere kleine Familie wächst.‹ In ihrer Sehnsucht hatte Frau Kimm mehrere Arzttermine vereinbart, bei der Gynäkologin und in einer Kinderwunschpraxis. Aber mit dem Wunsch ist Frau Kimm momentan noch alleine. Und dann brauchte Frau Kimm noch mehr Arzttermine, weil sie überall am Körper Verspannungen gefühlt hatte.

Es ist Dienstag und Frau Kimm nimmt den Firmenwagen ihrer Freundin, um zu Frau Mohn zu fahren. Sie ist froh, dass sie sich mit dem schmerzenden Nacken nicht in die überfüllte Bahn setzen muss. Die Fahrt vom Stadtrand in die Stadt verläuft am Vormittag reibungslos und Frau Kimm findet direkt bei Frau Mohns Praxis einen Parkplatz.

Frau Mohn: ›Frau Kimm sieht heute etwas erschöpft aus‹, denkt Frau Mohn, als sie Frau Kimm die Tür öffnet. Von den fünfzig Sitzungen sind noch vierzig übrig. Frau Kimm geht etwas gedämpft zum Behandlungszimmer und legt sich hin. Sie beginnt zu erzählen von den vielen Arztbesuchen und dann von einem Tagtraum, den sie hatte: »Ich sehe meine ehemalige Mitbewohnerin, wissen Sie, die Zahnarzthelferin. Zusammen mit ihrem Freund steht sie vor einem strahlend weißen Reihenhaus. Beide lächeln mit perlweißen Zähnen und halten sich im Arm. Und sie ist schwanger und ihre Wangen sind rosig. Die beiden sehen glücklich aus.« Frau Mohn möchte weiter ergründen: »Was sind ihre Gefühle zu dem Traum?« Frau Kimm denkt laut nach: »Sehnsucht, Schmerz ... und ich muss an mein Lieblingsmärchen denken, ›Mama Fuchs‹. Bei Mama Fuchs ist alles perfekt. Und dann habe ich immer wieder solche komischen Vorstellungen, wie ich mich von meiner Partnerin trenne. Das ist verrückt, weil ich sie liebe. Mit ihr zusammen zu sein ist wie jeden Tag eine schöne Frisur. Und ich will eine Familie mit ihr gründen. Aber dass sie meine Gefühle nicht hört und ihre Angst so stark ist, mit mir schwanger zu werden, macht mich traurig (**Ich-Funktion: Objektwahrnehmung**). Wissen Sie, es ist auch noch mal anders für zwei Frauen. Ein Kinderwunsch ist sowieso schon mit vielen Hindernissen verbunden.« Frau Mohn fragt: »Was denken Sie, warum ihre Partnerin Angst hat?« Frau Kimm pustet frustriert die Luft zwischen den Lippen hervor: »Das hat sie mir in einem Gespräch genau gesagt. Sie meinte: ›Ich habe Sorge, dann mit zwei Kindern dazusitzen, einem Baby und mit dir, einer Mutter, die jederzeit ausfallen kann. Ich bin auf der Arbeit, bekomme einen Anruf, dass du mit dem Baby zu Hause überfordert bist. Das schaffe ich nicht.‹ Und wissen Sie, Frau Mohn, dann schleudere ich ihr entgegen: ›Sag doch einfach, dass du kein Kind mit mir willst.‹«

›Ich würde diese Situation in der Beziehung zur Partnerin gerne nutzen, um bei Frau Kimm **Mentalisieren** anzuregen‹, denkt Frau Mohn, ›das funktioniert gut, indem wir gemeinsam forschen, ich also eine neugierige, nicht-wissende Position einnehme.‹ Sie fragt Frau Kimm: »Ich kann sehr gut verstehen, dass diese Situation Sie enttäuscht und Ihnen wehtut. Was denken Sie, wie Ihre Partnerin die Situation erlebt hat, die Sie mir gerade beschrieben haben?« »Das habe ich Ihnen doch gerade gesagt, Frau Mohn: Sie möchte kein Kind mit mir haben«, erwidert Frau Kimm.

Frau Mohn denkt: ›Frau Kimm fällt es oft schwer, die eigenen Denkprozesse reflektieren zu können und auch über die inneren Prozesse anderer nachzudenken. Sie erklärt sich die Situation durch das, was sie stark fühlt. Das ist auch auf der Arbeit so, wenn sie ihr eigenes Gefühl, nicht gemocht zu werden, an beliebigem Verhalten der Kolleg:innen festmacht. Wenn z. B. eine Kollegin nur kurz grüßt und weiterschreibt, heißt das, dass sie sie nicht mag (**Äquivalenz-Modus**). Dass die Kollegin vielleicht selbst im Stress ist und weiterarbeiten muss, kommt Frau Kimm nicht in den Sinn. Sie ist ganz bei ihrem eigenen Gefühl: Ich werde nicht geliebt und gemocht.‹ Zu Frau Kimm sagt Frau Mohn: »Ich möchte Sie ermutigen, sich noch ein bisschen mehr in Ihre Freundin einzufühlen. Nicht nur in das, was sie sagt. Was könnte Ihre Freundin an diesem Tag, in dieser Situation gefühlt und gedacht haben? Vielleicht auch Gefühle und Gedanken, die nichts mit Ihnen zu tun haben?« Frau Kimm sagt nachdenklich: »Sorry, Frau Mohn, aber das verstehe ich noch nicht so ganz.« Frau Mohn startet einen Versuch, das Mentalisieren anzuregen: »Na ja, wo kam Ihre Freundin gerade her, welche Bedeutung hatte die Situation für sie ...?« Frau Kimm überlegt zögerlich: »Na ja, sie ist gerade aus einem Online-Meeting gekommen. Vermutlich hat sie da viel Verantwortung übernommen ... also war sie wahrscheinlich angestrengt und gestresst. Und wahrscheinlich hat sie auch großen Respekt davor, ein Kind zu bekommen. Das geht mir ja auch so. Also war sie vielleicht auch ängstlich und besorgt in dem Gespräch.« Frau Mohn bestärkt Frau Kimm: »Das klingt für mich sehr plausibel, dass ihre Freundin gestresst und auch besorgt war. Was denken Sie, wie Ihre Freundin Sie in diesem Moment wahrgenommen hat?« Frau Kimm sagt etwas schüchtern: »Na ja, sie liebt mich. Das zeigt sie mir schon auch oft. Vielleicht wird sie aber auch noch gedacht haben: So viel Verantwortung, auf der Arbeit und in der Beziehung. Ob ich das schaffe? Dann hat sie mich gesehen, wie ich dasitze und heule, und wird vermutlich Bedenken bekommen haben.« Frau Mohn bestärkt Frau Kimm weiter: »Auch das kann gut sein. Wenn Sie sich so in Ihre Freundin hineinversetzen, merken Sie vielleicht, dass auch sie Ängste und Sorgen hat, die zum Teil mit Ihnen zu tun haben, zum Teil aber auch mit der eigenen persönlichen Lebensrealität Ihrer Partnerin. Also z. B. mit der Verantwortung auf der Arbeit. Auch wenn es nicht leicht ist, müssen wir akzeptieren, dass andere Leute auch an uns zweifeln. Sie zweifeln ja auch manchmal an Ihrer Partnerschaft, aber das heißt nicht, dass Sie Ihre Freundin nicht lieben, haben sie mir gesagt.« Frau Kimm schweigt und blickt aus dem Fenster. Nach einer Weile sagt sie: »Schon wieder so ein ›basic fact of life‹, oder? Das tut weh. Aber wahrscheinlich haben Sie recht. Und irgendwie fühlt sich die Situation jetzt besser an, wo ich mich in meine Freundin eingefühlt habe. Ich habe gemerkt, dass nicht alles nur mit mir zu tun hat. Und auch, dass wir beide in einer ähnlichen Situation sind in unserer Beziehung.«

Frau Mohn bestärkt Frau Kimm, sich auch bei der Arbeit die Mühe zu machen, sich in die Kolleg:innen hineinzuversetzen: »Sie haben das auch wirklich gut gemacht, sich die Situation Ihrer Freundin auszumalen. Vielleicht können Sie das in mehreren Situationen üben. Versuchen Sie z. B. bei der Arbeit, sich alternative Gedanken und Gefühle Ihrer Kolleg:innen auszumalen, wenn Sie das Gefühl überfällt, dass diese Sie nicht mögen. Was halten Sie davon?« Frau Kimm schaut verträumt aus dem Fenster und sagt: »Aber ich kann mir ja gar nicht sicher sein, ob die sich nicht vielleicht doch so verhalten, weil sie mich nicht mögen.« Frau Mohn sagt: »Da stimmt, sicher sein kann man sich nie.« Frau Kimm denkt laut: »Ja, genau ... Aber okay, mehrere Erklärungen zu kennen, kann schon einmal eine Entlastung sein, das habe ich gerade ja gemerkt.«

Dann ist die Sitzung zu Ende und Frau Mohn und Frau Kimm verabschieden sich.

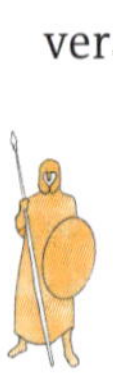

Frau Mohn nimmt sich noch die Zeit, ihre Gedanken zur Entwicklung von Frau Kimms **Ich-Funktionen** zu dokumentieren, die sich in der Sitzung haben erahnen lassen:

DOKUMENTATION FÜR DAS STUNDENPROTOKOLL

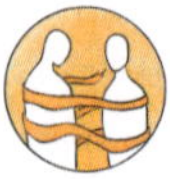

Objektwahrnehmung

Nach der idealisierten Wahrnehmung der Eltern und der Partnerin ging die Patientin zunächst dazu über, diese zu entwerten. Aktuell gelingt es der Patientin zunehmend, widersprüchliche Eigenschaften anderer Personen koexistieren zu lassen (**depressive Position**). Ihre Partnerin erlebt sie als ehrgeizig und stark, jedoch kritisiert sie auch, dass diese wenig auf ihre Gefühle eingehen könne.

Bindung

Durch die Stabilisierung der Patientin traut sie sich, in ihrer Partnerschaft einen Kontakt auf Augenhöhe einzugehen und sich nicht mehr so stark ihrer Partnerin anzupassen. Sowohl bei der Partnerin als auch ihren Eltern gelingt es ihr mehr, ihre eigenen aggressiven Impulse in konstruktiver Form zu nutzen. Im beruflichen Kontext neigt sie im Moment immer noch dazu, sich stark anzupassen. Der Wunsch, dass Kolleg:innen ihr Bedürfnis nach Anerkennung erfüllen, strukturiert diese Beziehungen.

Selbstwahrnehmung und Selbstbild

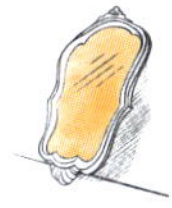

Die Patientin kann sich zunehmend als Individuum mit aggressiven Anteilen erleben und annehmen. Gleichzeitig ist die Patientin aktuell noch auf die authentische Spiegelung der Therapeutin und der Partnerin angewiesen, um ein stabiles Selbstbild aufrechtzuerhalten (**Selbstobjektfunktion**).

Selbstwert

Der Patientin fällt es immer noch schwer, bestätigende Erfahrungen in das Selbstbild der eigenen Person zu integrieren und somit ein stabiles Bild von sich selbst aufzubauen und aufrechtzuerhalten. Bei Verunsicherung im sozialen Kontakt startet sie bereits Versuche, auf eigene verinnerlichte positive Rückmeldung zurückzugreifen, rückversichert sich jedoch noch häufig in der Therapie.

Kommunikation

Die Patientin kann aggressive Impulse bei sich selbst erkennen und benennen. Auch kann sie Trauer und Enttäuschung, insbesondere im Kontakt zu den Eltern und der Partnerin, zulassen und kommunizieren.

Regulation

Den größten Bedarf hat die Patientin nach wie vor bei den folgenden Ich-Funktionen: Objektwahrnehmung, Selbstwahrnehmung und Selbstwert.

Nähe/Distanz

Die Patientin kann sich in ihrer Partnerschaft und bei ihrer Familie besser abgrenzen und es gelingt ihr, sich zu distanzieren, ohne dass sie den Kontakt verliert und bei ihr starke Ängste vor einem Beziehungsabbruch entstehen.

Affektwahrnehmung

Die Patientin hat besseren Kontakt zur Entstehung der eigenen aggressiven Impulse, zu ihrer Trauer und der Scham im Zusammenhang mit dem phallischen Konflikt.

9.2.10 Pfingsten

Thema der Therapiestunden: Abschied

Anders als geplant erhöhen Frau Kimm und Frau Mohn das Wochenpensum nochmals auf zwei Sitzungen in der Woche. Frau Kimms Kinderwunsch bleibt während der Therapie mit Frau Mohn unerfüllt. Auch tauchen die Verspannungen immer wieder auf. Frau Kimm und Frau Mohn besprechen, was Frau Kimm tun kann, wenn sich ihr Körper so bei ihr meldet.

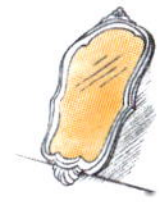

Frau Kimm: Frau Kimm fühlt sich, wenn sie auf die Zeit vor der Psychoanalyse zurückblickt, lebendiger, standfester, traut sich mehr zu und ist stolz auf ihre Arbeit als Mediengestalterin. In Bezug auf ihre Beziehung und ihre Eltern gäbe es noch vieles, das sie gerne mit Frau Mohn besprechen würde. Das merkt sie daran, dass sie sich dabei erwischt, dass sie gedankliche Unterhaltungen mit Frau Mohn führt, manchmal deren liebevolle Stimme im Kopf hat, wenn sie in der Bahn sitzt oder am Schreibtisch träumt (**verinnerlichtes Selbstobjekt**). Sie weiß, dass ihr die wöchentlichen Sitzungen fehlen werden. Sie hat gelernt, dass es in ihr Bedürfnisse gibt, die einander widersprechen. Seitdem sie hinschaut und beide ihrer Bedürfnisse gleichzeitig wahrnehmen kann (**Integration**), rauben diese ihr nicht mehr so viel Kraft. Wie ihr Frau Mohn dabei geholfen hat, indem sie mit ihr über Märchen und Träume sprach, kann sie gar nicht so genau sagen. Frau Kimm fühlt sich offener und flexibler und weiß jetzt, was Frau Mohn damit gemeint hat, innerlich freier zu sein. Es ist ein wunderbares Gefühl, nicht mehr dieses innere Getriebenseins, ein Spielball des Hin und Her der eigenen Bedürfnisse.

Frau Mohn: Frau Mohn hat die Aufzeichnungen ein letztes Mal in der Hand. In der letzten Stunde war Frau Kimm mit dezentem Make-up, flachen schicken Schuhen, einer türkisenen Bluse und einem Geschenk bei Frau Mohn erschienen. Sie hatte ihr eine selbst gezüchtete Pfingstrose aus dem Garten mitgebracht. Frau Mohn ist gerührt über die Geste. Obwohl in der Therapie noch vieles offen geblieben ist und die Somatisierung immer wieder zurückkehrt, ist Frau Mohn zufrieden mit Frau Kimms Analyse. Sie denkt noch einmal zurück an Frau Kimm, wie sie zu den ersten Stunden erschienen war: aufgedonnert, angestrengt und immer ein bisschen drüber. Und das vergleicht Frau Mohn mit dem Bild der letzten therapeutischen Sitzung: Frau Kimm, wie sie entspannt lächelnd die Rose überreicht.

Making-of – The story behind the book

Zum Ende ihres Studiums führte ein Berufspraktikum die Psychologin Sina Hain in die Psychotherapeutische Praxis der Psychoanalytikerin Dr. Daina Langner. Ohne dass beide es wussten, war das, 2020, der Beginn eines Buchprojektes und nicht nur eine Hospitation im Praxisbetrieb. Denn zwei Wochen später kam der vollständige Logdown in Deutschland aufgrund der Corona-Pandemie. Alle blieben zu Hause, die Patient:innen und so auch die beiden Autorinnen in spe.

»Das war schwierig, denn meine Neugier war schon geweckt«, erinnert sich Sina Hain heute. »Im Studium hatte ich nur wenig über die Psychoanalyse erfahren. Ich habe dann neben der Uni Texte der bekanntesten Psycholanalytiker:innen gelesen. Sofort begeisterten mich Freuds Entdeckungsgeist, Jungs Vertrauen und Adlers grund-hoffnungsvolle und menschennahe Ideen. Trotzdem konnte ich mir das in der Praxis nie so richtig vorstellen und hatte ... ja, auch meine Zweifel, wozu man die Psychoanalyse heute überhaupt noch braucht.«

Daina Langner ließ Sina Hain nicht im Regen stehen und die beiden nutzten die Möglichkeit, sich über Videotelefonie zu treffen. Stück für Stück entwickelte sich aus den Fragen und Antworten am Bildschirm die Idee, das Thema – was geschieht in einer Psychoanalyse – einem breiteren Kreis zugänglich zu machen. Damit begann ein gemeinsamer Schreibprozess, bei dem über einen Laptop in Freiburg und einen Laptop in Berlin am selben Text gearbeitet wurde.

»Das bedeutete für uns, immer wieder um Verständlichkeit und Zugänglichkeit der komplizierten Sachverhalte zu ringen«, erinnert sich Daina Langner. »Dafür haben wir eine bildhafte Sprache gebraucht und auch teilweise Skizzen angefertigt. Letzt-

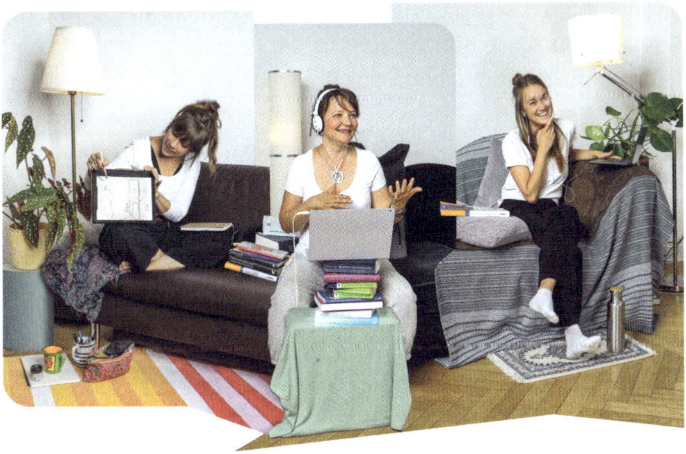

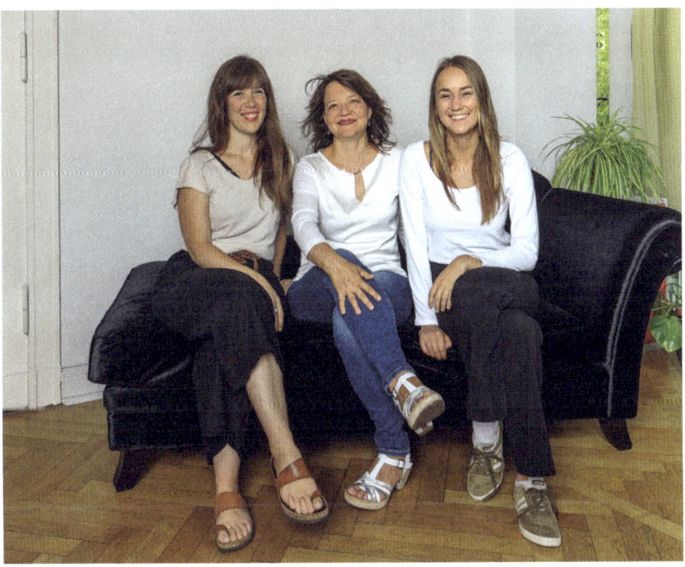

endlich holten wir dann Liane Goller als Illustratorin mit ins Boot, da wir diese Bilder auch für die Leserschaft wollten und wir einen Profi brauchten, der die Inhalte bildlich übersetzen konnte.«

Dieses Buch ist also ein Corona-Projekt, vor allem aber auch ein Projekt aus Leidenschaft. Das Buch konnten die drei Kolleginnen, die aus unterschiedlichen Ecken Deutschlands kommen, dann 2022 feiern, als sie in Berlin zum ersten Mal live zusammenkamen, während das Buch gerade redigiert wurde.

Sachverzeichnis